编委会

主　编：范阳东

副主编：刘远明　阮红莲　李文立　李红华

编　委：何小英　李秋利　吴丁娟　关尚一

李世会　张林琳　林慧怡　李林秀

彭会珍　周心舒　朱艳玲　张　青

广州市残疾人社区康复服务研究

主编◎范阳东

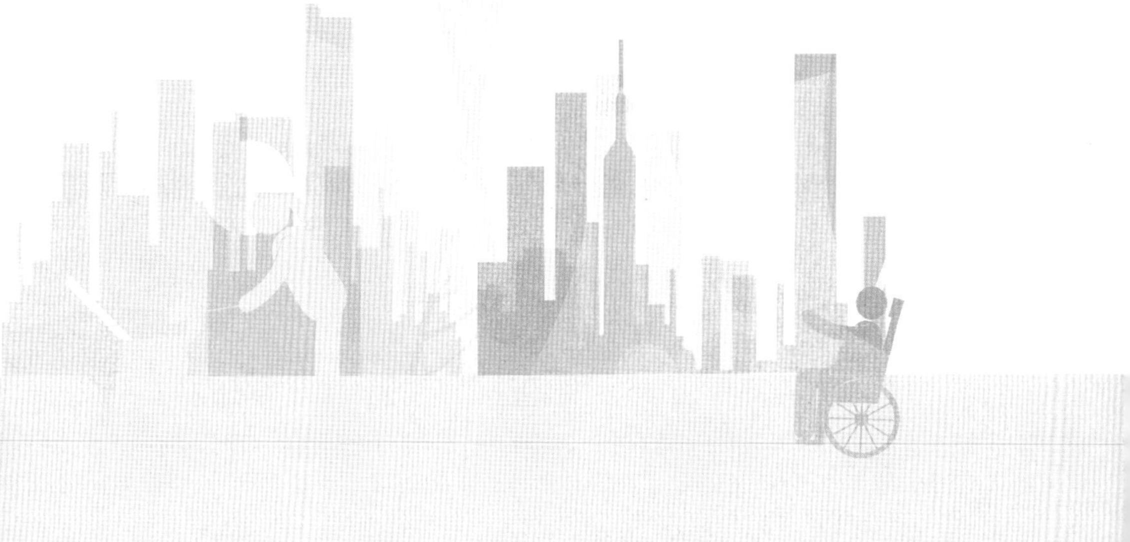

暨南大學出版社
JINAN UNIVERSITY PRESS
中国·广州

图书在版编目（CIP）数据

广州市残疾人社区康复服务研究/范阳东主编. —广州：暨南大学出版社，2018. 12
ISBN 978-7-5668-2540-7

Ⅰ. ①广…　Ⅱ. ①范…　Ⅲ. ①残疾人—社区卫生服务—康复医学—研究—广州　Ⅳ. ①R492

中国版本图书馆 CIP 数据核字（2018）第 289085 号

广州市残疾人社区康复服务研究
GUANGZHOUSHI CANJIREN SHEQU KANGFU FUWU YANJIU
主　编：范阳东

出 版 人：徐义雄
策划编辑：潘雅琴
责任编辑：潘雅琴　崔思远
责任校对：高　婷
责任印制：汤慧君　周一丹

出版发行：暨南大学出版社（510630）
电　　话：总编室（8620）85221601
营销部（8620）85225284　85228291　85228292（邮购）
传　　真：（8620）85221583（办公室）　85223774（营销部）
网　　址：http://www.jnupress.com
排　　版：广州市天河星辰文化发展部照排中心
印　　刷：广州市穗彩印务有限公司
开　　本：787mm×960mm　1/16
印　　张：12
字　　数：210 千
版　　次：2018 年 12 月第 1 版
印　　次：2018 年 12 月第 1 次
定　　价：39.80 元

前　言

科学开展社区康复服务工作，目的在于保障残疾人的权利，建立一个包容性的、有助于残疾人发展的社区环境。中国人口众多，残疾人人口基数相对较大，在中国加快推进全民健康、决胜全面建成小康社会和社会主义现代化建设的第一阶段，关注残疾人这个特殊群体，结合各地区不同的情况，积极探索中国残疾人社区康复服务模式意义重大。

中国残疾人社区康复服务的兴起和发展同社区管理与服务体系的构建紧密相连。20 世纪 80 年代中后期，随着中国社会经济体制改革的不断深化，社会成员固定地从属于一定社会组织的管理体制被打破，大量“单位人”转为“社会人”；加之社会流动人口快速增加，中国迫切需要建立一种新的城市社会人口管理模式。于是，西方发达国家的城市社区管理与服务模式逐渐被引入中国并使其本土化。也正是在这一背景之下，国际残疾人社区康复服务的理论与方法得以在中国被借鉴。

本书在界定残疾人社区康复基本内涵的基础上，系统梳理了国外几种具有代表性的残疾人社区康复服务模式，并对国内残疾人社区康复服务模式的实践进行介绍。此外，本书对广州市残疾人社区康复服务的发展历史和取得的成效进行了归纳与总结。广州市作为国内最早开展残疾人社区康复服务工作的城市，率先在国内进行了诸多制度和方式的创新，并取得了较好的成效，一直是国内其他城市学习的样板。目前，广州市共建立残疾人社区康复站 181 个和康园工疗站 164 个，为社区残疾人开展知识、技能培训，组织娱疗、工疗康复等活动，提供日间照料、功能训练指导等康复服务。

尽管广州市残疾人社区康复服务工作发展迅速，并产生了较好的社会效益，但仍存在诸多问题。广州市残疾人社区康复服务研究课题组利用近两个月时间，实地调研了广州市各区残联、康复站、工疗站和其他相关机构，并采用问卷的形式调查了部分残疾人的康复情况，也对比考察了深圳市残疾人社区康复服务工作情况。通过多方信息收集与系统分析，本课题组认为，当前广州市残疾人社区康复服务主要存在以下问题：①社区康复服务工作机制有待完善，残疾人保障制度需要进一步健全。②社区康复服务覆盖面比较有限，立体化服务网络尚未建立。③社区康复站存在投入与利用不足、整体运营不理想的情况。④社区康复服务队伍规模小、专业素质偏低、稳定性差。⑤残疾人康复需求调查失真，基础性服务工作不扎实。⑥社区康复服务效果评估缺乏统一标准，管理不到位。⑦管理人员偏少，政策宣传力度不够。⑧数据信息系统建设滞后，与其他相关部门的系统不匹配。

面对社会公共服务改革和残疾人群体结构、数量以及个体需求不断变化的新形势，广州市残疾人社区康复服务面临诸多挑战，具体包括人口老龄化的不断加速、社会经济改革的全面深化和社区康复服务由粗放型向精细型转化等。针对这些问题，有效整合社会资源，不断创新服务模式，进一步健全和完善残疾人社区康复服务工作，贯彻落实残疾人精准康复服务行动方案，重新引领全国残疾人社区康复服务工作成为广州市残疾人社区康复服务工作的核心。为此，广州市残疾人社区康复服务工作应从以下几个方面着力：①加强与相关部门的沟通与协同，多渠道、多层次增加社区康复服务供给。②健全和完善各项制度，创新模式和机制，强化资源有效整合和服务机构监管。③强化基础性工作，扎实做好残疾人康复需求与康复效果评估。④积极培育社会服务机构，壮大康复服务工作人才队伍。⑤搭建统一平台，加快残疾人社区康复信息化建设。在经济发展“新常态”背景以及广州市经济转型升级的特定时期，广州市残疾人社区康复服务工作任重而道远。

编　者

2018 年 10 月

目录

CONTENTS

第一章　引言

社区康复及科学发展社区康复，目的在于保障残疾人权利，建立一个包容性的、有助于残疾人发展的社区环境。我国人口众多，残疾人人口基数相对较大，现有残疾人八千多万，是一个庞大的弱势群体。在我国加快推进全民健康、决胜全面建成小康社会和社会主义现代化建设的第一阶段，关注残疾人这个特殊群体，结合各地区不同的省情与市情，积极探索我国残疾人社区康复服务模式非常有意义。

一、研究背景

目前，我国约有残疾人 8 502 万，约占世界残疾人口总量的 8.5%，相当于整个欧洲残疾人口数量的 1.7 倍。我国残疾人口不仅数量庞大，而且残疾群体的内部结构特征非常明显。从残疾人口的年龄结构来看，老年残疾人口（60 岁及以上）占残疾总人口的 52.80%，推算人口规模大约为 4 416万人，分别高于 0 ~ 15 岁残疾儿童和 15 ~ 59 岁劳动年龄段残疾人口约 48.11 和 10.29 百分点，成为残疾人口的主体。从性别角度来看，男性残疾人口占 51.61%，女性残疾人口占 48.39%。从城乡分布来看，残疾人口大部分生活在农村，农村残疾人口占 72.27%。从区域分布来看，全国残疾人口规模较大的前五个省（区、市）包括河南省（676.3 万）、四川省（622.3 万）、山东省（569.5 万）、广东省（539.9 万）、江苏省（479.3 万）；全国残疾人口比例较高的前五个省（区、市）包括四川省（7.57%）、广西壮族自治区（7.23%）、河北省（7.23%）、河南省（7.20%）、甘肃省（7.20%）。从残疾等级构成来看，残疾人口以中、轻度残疾为主，两者比例分别为 43.50% 和 26.90%。从残疾类别来看，残疾人口主要集中于肢体残疾（29.07%）、听力残疾（24.16%）、视力残疾（14.86%）和多重残疾（16.30%）。残疾人群由于活动和参与障碍以及收入贫困而难以融入正常社会生活，迫切需要社会保障相关政策的大力支持。

早在1987年，国务院就批准并颁布了《中国残疾人事业五年工作纲要（1988—1992）》，残疾人康复服务作为保障残疾人人权、促进残疾人事业发展的重要构成，被纳入我国经济与社会发展的规划之中。20世纪末期，由于我国社区组织结构尚不健全、社区服务网络不完善，残疾人社区康复服务工作受到了直接的影响和制约。当时，国家卫生和计划生育委员会在部分省（区、市）进行了残疾人社区康复服务试点与探索，主要依托医疗机构开展一些简单、易行的残疾人生理功能康复项目。该试点虽然取得了立竿见影的效果，积累了宝贵的经验，但社会化程度低、可持续性差。

21世纪后，我国政府全面推进社区建设和社区卫生服务，并把残疾人社区康复服务作为其中的有机组成部分，这客观上为我国残疾人社区康复服务的快速发展营造了良好的环境与条件。在新的形势下，不同省（区、市）也立足于自身实际情况进行了许多有益的探索，开创了一些经典模式。2009年是残疾人社会保障与公共服务两个体系建设的准备之年，中国残疾人联合会（以下简称“中国残联”）开始选择一些重点省份和专项试点城市为两个体系建设先行试点。2010年3月，颁发了《国务院办公厅转发中国残联等部门和单位关于加快推进残疾人社会保障体系和服务体系建设指导意见的通知》（国办发〔2010〕19号），通知明确提出“到2015年，建立起残疾人社会保障体系和服务体系基本框架，使残疾人的生活、医疗、康复、教育、就业等基本需求得到制度性保障。到2020年，残疾人‘两个体系’更加完备，保障水平和服务能力大幅度提高，残疾人都能得到基本公共服务，实现残疾人人人享有基本生活保障、基本医疗保障和康复服务”的任务目标及要求。

2016年6月，为贯彻落实《中共中央国务院关于打赢脱贫攻坚战的决定》和《国务院关于加快推进残疾人小康进程的意见》（国发〔2015〕7号），我国加强残疾人康复服务工作，普遍满足残疾人的基本康复服务需求，中国残联、国家卫生和计划生育委员会、国务院扶贫办共同制订了《残疾人精准康复服务行动实施方案》。该方案总体要求是：围绕“健康中国2030”和脱贫攻坚战略部署，聚焦残疾人康复需求，强化基本康复保障，实施精准康复服务，提升残疾人生存和发展能力，助力残疾人精准脱贫、同步小康，为全民健康、全面小康作出贡献；康复服务行动坚持政府主导、部门联动，需求导向、精准服务，综合施策、形成机制，着力构建与经济社会发展相协调，与残疾人康复需求相适应的多元化康复服务体系、多层次康复保障制度；到2020年，有需求的残疾儿童和持证残疾人接受基本康复服务的比例达80%以上。

2016年8月25日，国务院办公厅发布了《国家残疾预防行动计划(2016—2020年)》。2017年6月，广东省发布了《广东省残疾预防行动计划（2017—2020年)》。2017年12月15日，广州市人民政府印发《广州市残疾预防行动方案》（穗府办〔2017〕41号），以全面推进残疾预防工作，有效减少残疾发生，控制残疾发展，提高人口素质，探索和创新残疾预防工作模式。广州市作为我国最早开展残疾人社区康复服务工作的地区之一，是我国残疾人社区康复服务历史的一个缩影。对广州市残疾人社区康复服务的历史进行梳理，总结其工作成效，剖析其面临的主要问题，无疑有助于规划和推动这一事业的持续、健康发展。在经济发展“新常态”的宏观背景下，如何整合社会资源，创新服务模式，进一步健全和完善残疾人社区康复服务工作，重新引领全国残疾人社区康复服务成为广州市残疾人联合会（以下简称“广州市残联”）和广州市残疾人工作的一项重大课题。

二、残疾人社区康复的相关概念与发展历史

（一）残疾人社区康复

社区康复（Community - Based Rehabilitation，简称CBR）是由世界卫生组织推广的一种康复策略，它的主要目标是保证残疾人及其家庭能获得常规的服务和工作生活的机会。世界卫生组织把社区康复定义为“增进残疾人的平等和机会，减少贫困，促进融合的一种策略”。这种康复策略通过加强社区工作者、残疾人及其家庭、社区居民之间的合作和联系，以促进所有残疾人在社区拥有平等机会和对社区生活的全方位参与。残疾人社区康复作为残疾人康复最重要的形式，自1978年提出以来，经过三十几年的研究与实践，已经实现了从医疗领域到社会领域、从单一组织到组织联合、从单一部门到多部门、从单一对象到多对象、从单一目标到多个目标的发展。1978年世界卫生组织在《阿拉木图初级卫生服务国际会议宣言》（以下简称“《阿拉木图宣言》”）中系统阐述了要充分利用社区资源开展残疾卫生服务工作，强调残疾人、残疾人家属及社区的参与，并指出残疾

人康复需要教育、农业、畜牧业和通信等多部门的合作。

发布了《阿拉木图宣言》后，为了让低收入国家的残疾人可以获得卫生服务，多个国家开始由卫生部门开展残疾人社区康复项目，把社区康复作为最优化利用社区资源进行初级卫生服务的一种形式。此时的残疾人社区康复项目主要集中在医疗康复领域，包括物理疗法、医疗和外科干预、辅助用品用具，有些社区康复项目也通过技能培训或收入增加的项目引入教育和生计活动。此后，以社区为基础开展残疾人康复的理念成为国际社会的共识。在世界卫生组织、国际劳工组织、联合国教科文组织和国际残疾人发展机构等的合力推动下，残疾人社区康复工作逐渐在全球范围内展开，残疾人社区康复概念的内涵与外延也日趋明确与具体化。

1989 年世界卫生组织发布了《关于残疾人的社区培训》（以下简称“《培训》”），主要是为项目实施者规划、实施和评估残疾人社区康复项目提供指导，利益相关者包括项目实施者、社区康复委员会、学校老师、残疾人及其家属。《培训》对此后社区康复发展的深远影响在于其提出了“社区康复转介服务”这一重要概念。该概念是指：在残疾人进行社区康复的过程中，咨询服务部门若发现本单位的服务不能满足残疾人的需要时，会将其介绍或转诊到更加适合的服务单位，为其寻找更有效的帮助。《培训》重点介绍了社区康复转介的流程、方法，以及社区层次、地区层次、省域层次和国家层次的社区康复转介服务系统。残疾人社区康复转介服务基于残疾人的实际康复需求，对残疾进行分类与分流，以使相关机构能够充分发挥各自功能，并在分工协作的基础上达到资源共享，确保残疾人得到优质的服务。残疾人社区康复转介服务以一种具体且独特的方式，强化了残疾人社区康复需要相关部门与力量协作这一核心理念。

1994 年，世界卫生组织、国际劳工组织和联合国教育、科学及文化组织（以下简称“联合国教科文组织”）联合发表了第一份《社区康复联合意见书》，介绍了残疾人社区康复的实施方法，强调了残疾人社区康复各个层次的转介服务、社区责任和社区康复的管理与评估系统等，并提出可持续社区康复要考虑社区内部的需求和社区外部的支持。它特别强调残疾人社区康复应采取社会化方式，即尽可能调动各种社会资源，由相关部门协同推进。《社区康复联合意见书》对残疾人社区康复的明确定义和具体实施方法的给出，使残疾人社区康复的发展进一步规范化。

21 世纪以来，残疾人社区康复进入新的发展阶段。2004 年，世界卫生组织、国际劳工组织和联合国教科文组织联合发表了第二份《社区康复联合意见书》，对社区康复的对象、内容和区域都做了进一步扩展，明确指出在社区康复过程中，应充分发挥残疾人的自主性以及残疾人组织的主导性作用。目前，社区康复已经发展成一项多部门合作的残疾人战略。在国际劳工组织、联合国教科文组织和国际助残组织等的合作下，世界卫生组织于2010年发表的《社区康复指南》运用包容性发展理论与方法，构建了新的社区康复体系。该指南对社区康复概念、基本原则、基本内容等做了系统阐述，代表了国际社区康复的最新发展理念。该指南提出："社区康复是社区内所有残疾人的康复、机会均等及社会包容的一种整体发展战略。社区康复通过残疾人和家属、残疾人组织和残疾人所在社区以及相关的政府和民间的卫生、教育、职业、社会机构和其他机构共同努力贯彻执行。"基于《国际残疾人权利公约》，社区康复应遵循全纳、参与、可持续和赋权四项基本原则。与此相对应，社区康复内容涵盖健康、教育、谋生、社会和赋权五大部分，具体包括以下内容（见图1－1）：①健康部分是社区康复最基础的项目，包括残疾人能享有健康教育、残疾预防、医疗、康复和辅助用品用具等服务，社区康复的其他内容都必须建立在医疗康复得到解决的基础之上。②教育部分包括儿童早期教育、初级教育、高等教育、非正规教育和终身教育。③谋生部分包括技能发展、自我就业、雇佣就业、金融服务和社会保障，教育和谋生在残疾人社区康复中已越来越受到重视。④社会部分包括人际帮助、婚姻与家庭、文化与艺术、娱乐休闲与体育、公平，主要满足残疾人精神领域的需求。⑤赋权也是残疾人社区康复的原则，包括倡导与交流、社区动员、政治参与、自助组织和残疾人组织。

显而易见，世界卫生组织的《社区康复指南》强调社区在残疾人发展中的基础作用，界定社区康复的五大领域对残疾人的发展同等重要，并以残疾人的社会融合为终极目标。残疾人社区康复涉及众多领域，注定其是一项复杂的系统工程，需要多部门合作完成。虽然《社区康复指南》的基本原则与框架对全球残疾人社区康复工作产生了积极的影响和启示，但由于政治体制、社会文化尤其是经济发展水平方面的差异，不同国家与地区在残疾人社区康复的具体实践中，无疑会对以上五部分内容有所选择和侧重。如何依据自身的社会支撑条件将《社区康复指南》本土化，是不同国家与地区面临的共同问题。根据马斯洛的需求层次理论，人的低层次需要得到相对满足之后就会向高一层次发展，这对残疾人社区康复也同样适用。残疾人的精神需求基于物质需求，在残疾人的物质需求没有得到满足的地区，社区康复的社会部分往往处于次要地位，这取决于一个地区的经济发展水平和残疾人事业发展状况。因此，各个国家和地区要结合当地实际情况，有选择地提供残疾人社区康复服务，而残疾人的物质需求最应该首先得到满足。

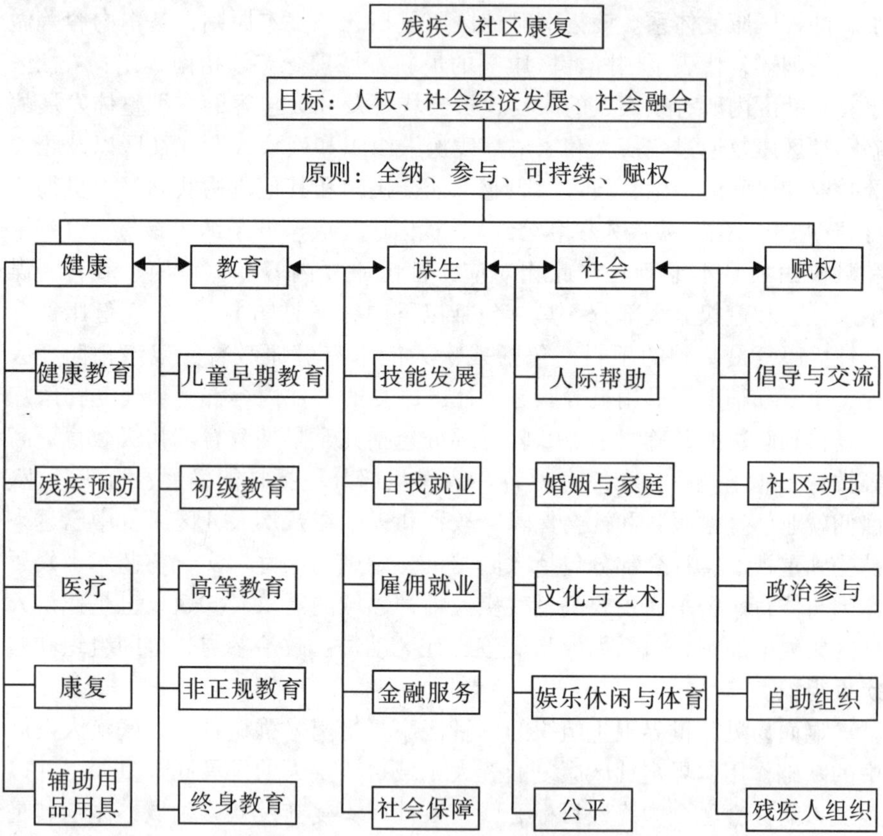

图 1－1　国际残疾人社区康复框架

（二）国际功能分类

《关于功能、残疾和健康的国际分类》（International Classification of Functioning，Disability and Health，简称 ICF），又称国际功能分类，由世界卫生组织在 2001 年正式命名，是在国际上广泛使用的有关残疾和康复的分类标准。它“提供一个统一的标准术语及架构来描述健康状况及与健康有关的信息”，建立了有关身体功能、身体结构活动、参与以及环境因素的健康状况动态架构（见图 1－2）。

1972 年，世界卫生组织开始系统讨论疾病所带来的结果，并在 1980 年后提出了对残疾形成的描述，将残疾视为疾病的结果，于是产生了 ICF 的前身《国际损伤、残疾和障碍分类》(International Classification of Impairment，Disability and Handicap，简称 ICIDH)。1993 年，在人权意识的觉醒和社会学理论的影响下，世界卫生组织就“残疾是疾病、损伤及失能与障碍之间的线性关系”的观点进行反思，并决定重新修订 ICIDH。世界卫生组织对修订作出如下要求：一是它应该满足由不同国家、不同行业和不同卫生保健领域的多重目的需要；二是它应该被使用者认为是非常简单可以用于说明健康状况的结果；三是它具有实用价值，即确定卫生保健的需要，与干预方案（如预防、康复和社会行动）相结合；四是它应该对涉及健康状况结果的过程有一种内在一致的观点，以便于对疾病障碍方面进行客观的评估并做出反应；五是它应该对文化差异有敏感性（被翻译和应用于不同的文化和卫生保健系统）；六是它可用于补充世界卫生组织分类家族。

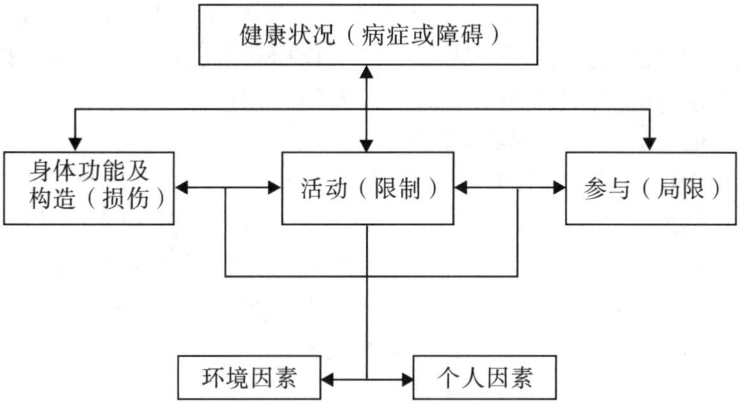

图 1－2　ICF 的互动模式

经过 61 个国家参与调查研究与讨论后，2001 年 5 月 22 日，第 54 届世界卫生大会提出了关于“残疾”或“障碍”的系统性观点与分类系统，即 ICF。ICF 作为世界卫生组织分类家族的补充，对涉及健康状况结果的过程有一种内在一致的观点，便于对疾病障碍方面进行客观的评估并作出反应。ICF 接纳了在残疾形成过程中有关环境与个人因素的影响，加入了对功能的正向描述，提出以活动和参与能力及表现取代失能与障碍的评估。ICF 的目标主要是：提供统一的标准术语及架构来描述健康状况及与健康有关的信息和有关人类功能及其受限情况，使全世界不同学科及不同领域的工作者可以就有关健康和保健情况进行交流。

ICF 主要由身体功能及构造、活动与参与，以及环境因素与个人因素构成，每一个构成部分都可以发展出更细的组成部分，作为描述一个人的健康状况的统一标准。具体而言，ICF 分类系统包括两部分：第一部分由身体功能的改变、身体结构的改变、能力、活动表现构成；第二部分由个人和环境中的有利因素与障碍因素构成。ICF 分类系统将“残疾”或“障碍”的过程视作身体功能及构造、活动、参与、背景这四个因素之间的动态关系，即“从四个层面测量与评估身心障碍者的各种身体、心理功能的限制与能力的过程”。

ICF 重新定义了“残疾”或“障碍”，并将这一过程放在健康架构下讨论。所谓健康状况，“是在给定的健康领域内的功能水平。功能是对身体功能、身体结构、活动和参与的一个概括性术语，它表示在个体有某种健康情况和个体所处的背景性因素之间发生交互作用的积极方面。个人环境中的各种因素，通过其存在或不存在，可以改善功能或降低残疾程度，也可以限制功能的发挥或形成残疾，如无障碍环境、社会态度与支持条件等，既可以改善功能，也可以限制功能发挥”。因此，ICF 的提出对残疾人社区康复的发展起到了关键的作用。

ICF 提供了一种最新的和综合性的功能和残疾模式，适合于残疾人社区康复。根据 ICF 这一标准，残疾人社区康复需要融合更多的社会资源，制定各种残疾人福利政策，积极改变环境中的各种限制要素，这对残疾人的医疗、教育、就业、社会参与等方面的发展起到了极大的促进作用。而 ICF 作为一种工具，可应用于健康与残疾统计、残疾人服务需求评估和服务水平评估、职业评定和临床康复效果评估、临床工具和医疗卫生信息系统及社会政策制定与应用。

随着我国残疾人社区康复发展逐步与国际接轨，国内也开始在残疾人事业中应用 ICF。我国在第二次残疾人抽样调查中就应用了 ICF 的理念、分类方法与术语系统，建立了新的残疾分类与分级标准，并用于评定残疾与功能状态，建立了新的残疾统计数据。2011 年，我国首部《残疾人残疾分类和分级》国家标准发布，并于当年 5 月 1 日正式实施。这一国家标准就是根据ICF的理念，结合我国经济、政治、社会以及残疾人工作水平来制定的。对我国残疾人社区康复来说，该国家标准具有较强的科学性和可操作性。结合我国国情的ICF标准，将作用于我国的人口健康数据收集，对有关人类功能及其受限情况进行描述。

（三）残疾人社区康复转介服务

残疾人在社区接受康复服务时，咨询服务部门若发现本单位或机构的服务不能满足残疾人的需要，应将其介绍或转诊到更加适合的服务单位或机构，为其寻找更有效的帮助，这属于残疾人社区康复转介服务的范畴。

随着残疾人社区康复的广泛实践和社区康复社会化的推进，各相关部门开始注重相互之间的协作、资源共享，并积极调动社会资源参与到残疾人社区康复中。由此，残疾人社区康复服务的内容不断扩展，早期简单的残疾人社区康复技术也得到进一步的发展和改进。因此，20世纪80年代，国际上提出残疾人社区康复转介服务（Referral Services）的概念，表明为实现残疾人社区康复目标，取得社区康复效果最大化，要实行以残疾人为主的各类康复对象的多部门、多专业和多层次的转介服务。

残疾人社区康复转介服务的开展，需要协调各相关部门、专业机构的参与，各相关部门、专业机构有不同分工，但又互相合作、资源共享。通过科学合理的管理，残疾人社区康复转介形成一个有机的整体，每个部门发挥特有作用的同时又能协调工作，残疾人康复既能在一个专业内不同层次机构间进行转介，也能在不同的专业间进行转介；既能在社区内进行转介，也能在社区内外进行转介。为使残疾人得到良好的转介服务，需要规范社区康复转介服务流程。残疾人社区康复转介服务基本流程如下：康复需求调查→建档立卡→制订康复计划→进行分流→基层机构训练↔转介服务↔家庭训练→诊断治疗、康复训练、用品用具、心理支持、文化教育、就业服务、社会保障、法律援助、环境改造、婚姻家庭、社区服务→跟踪服务→调整康复计划→再实施→实现目标。

三、研究目的与意义

广州市残疾人社区康复服务工作虽然成效显著，但作为一项社会系统工程，康复服务向基层社区不断延伸和强势下沉成为必然趋势。而且随着多渠道社会服务资源的快速发展，残疾人的多元化、多层次需求也在逐步提升。因此，残疾人社区康复服务工作未来发展的机会与挑战并存。广州市长期护理保险制度在2017年8月试行，这促进了广州市康复服务、护理服务及其相应机构和残疾人社区康复服务的长足发展，同时也为残疾人社区康复服务更好地挖掘社会资源创造了条件。立足于实际并着眼于未来，相关部门应该关注基层社区服务资源能否充分支持不断发展的残疾人康复需求，这就需要在当前特定时期启动并探索社会资源介入残疾人社区康复服务的多渠道合作模式。同时，需要全面审视当前的康复服务规范、工作机制与相关政策能否保障残疾人社区康复服务的长效发展。这必然会对现有的残疾人社区康复服务工作流程和制度安排的优化整合提出新的要求。另外，在残疾人社区康复供需双方均处于日益多元化的服务大环境下如何整合资源，进而提高服务质量，是进一步提升残疾人社区康复服务水平的关键。

本研究的具体目的：一是全面了解广州市残疾人社区康复服务工作的总体发展状况，并予以评价；二是全面分析广州市残疾人社区康复服务工作存在的突出问题，并剖析其产生的原因；三是提出健全和完善广州市残疾人社区康复服务工作的政策建议。

基于此，针对广州市现有残疾人社区康复服务模式与服务现状进行深入调查和分析，以全面总结既往的工作经验并切实剖析现存问题，探索新形势下发展广州市残疾人社区康复服务的对策，即为本课题研究的目的。本研究的实施，将对推动广州市未来残疾人社区康复服务工作的总体部署的持续发展具有重要的参考与指导意义。

四、研究思路与方法

广州市在20世纪80年代就已成为我国第一批残疾人社区康复试点城市。在残疾人康复工作的不同阶段，广州市残联不断汲取历史经验并探索各种创新，出台一系列与时俱进的建设规范与实施方案。在《关于印发〈关于加强残疾人“人人享有康复服务”创建工作的实施意见〉的通知》（穗府残工委〔2009〕5号）文件中，明确提出了残疾人社区康复协调员的工作要求；在《关于印发〈广州市推进残疾人社区康复站建设及规范社区康复服务实施方案〉的通知》（穗残联〔2012〕22号）文件中，提出了建设社区康复站的建议，后续出台的《规范》（穗残联〔2012〕187号）保障了社区康复站科学化、规范化运营；在《广州市残联、广州市财政局关于印发〈广州市推进残疾人居家康复训练工作实施意见〉的通知》（穗残联〔2016〕75号）文件中，广州在全国率先提议康复治疗师上门为残疾人提供康复服务，并提高残疾人居家康复资助的标准。《市残联、市民政局、市财政局关于印发〈广州市社区精神康复综合服务中心建设方案〉的通知》（穗残联〔2013〕201号）文件的发布，加强了社区精神康复服务工作力度。《广州市残联　广州市卫生计生委　广州市财政局关于印发广州市医疗康复项目纳入残疾人康复资助保障范围的通知》（穗残联〔2016〕129号）首次大规模把医疗康复项目纳入残联系统业务资助范围。适时制定的政策文件和建设方案全面促进了广州市残疾人社区康复服务工作的开展，对康复站的投入及使用、社区康复工作队伍的建设、医疗康复项目及居家康复的资助等事项都做出了周全细致的规划及安排，为康复工作的顺利推进保驾护航。

直至现在，广州市共建立残疾人社区康复站181个和康园工疗站164个，为社区残疾人开展知识、技能培训，组织娱疗、工疗等康复活动，提供日间照料、功能训练指导等康复服务，残疾人社区服务体系已相对完善。在工作人员的建设方面，建立了以天河区、黄埔区、南沙区、增城区和花都区为代表的四类各具特色的康复队伍。随之发展的残疾人康复资助全面覆盖了诸如医疗康复类、机构康复训练类、残疾人基本辅助器具适配类和残疾人办证类4个资助类别，首批医疗康复项目康复资助定点机构55家，纳入残疾人康复资助保障范围的资助项目有214项。对于精神残疾人"一站式"支援性服务网络的构建，广州市已成立了12个精神康复综合服务中心。

结合研究目的，本研究的基本思路如下：首先，综述国内外残疾人社区康复服务的理论与实践；其次，归纳总结广州市残疾人社区康复服务发展的历史与成效；再次，通过全面调查与深度访谈，系统分析广州市残疾人社区康复服务发展存在的主要问题，并剖析其产生的原因；最后，综合前面的问题分析，并结合广州市残疾人社区康复服务所面临的挑战，全面而系统地提出对策建议。依据上述研究思路，本课题组拟对广州市残疾人社区康复服务工作所涉及的相关部门和社会机构（如保险公司、康复中心、医疗机构等）进行走访调研，对相关城市进行实地考察，对有关信息进行多渠道、多方式采集，拟使用文献研究法、焦点小组访谈法、深度访谈法、问卷调查法、资料分析法、对比研究法等定性分析与定量分析相结合的研究方法，具体如下：

（1）文献研究法。通过文献与资料的学习了解残疾人社区康复的相关研究与相关知识，总结国内外有关残疾人社区康复服务工作的历史经验，并理清其发展脉络，结合对广州市残疾人社区康复服务工作的初步理解，拟定调研方向与调研内容。

（2）焦点小组访谈法。与广州市残联内设机构、各区残联机构、其他相关部门［包括卫生和计划生育委员会（以下简称“卫计委”）、妇女联合会（以下简称“妇联”）、民政局、教育局、人力资源和社会保障局（以下简称“人社局”）］、社会资源（医疗机构、健康管理公司、康复服务机构、商业保险公司等）有关人员开展座谈会，进一步了解残疾人社区康复服务工作的整体发展情况，熟悉广州市残联的工作流程以及与其他部门的职能对接关系，调查走访提供康复服务的社会机构，如保险公司、护理机构等。

（3）深度访谈法。从广州市行政区选取有特色的区残联、残疾人康复服务机构（康复中心）和其他社会机构，与相关负责人进行深度访谈，深入了解目前广州市残疾人社区康复服务工作的整体发展状况，掌握康复服务机构的发展困惑、建设需求；同时，与国内相关城市的残联工作人员和康复服务机构人员进行深度访谈，以便汲取其他城市残疾人社区康复服务工作的有益经验。

（4）问卷调查法。对广州市残疾人康复服务机构（康复中心）进行实地调研的同时，对在机构接受康复服务的残疾人或其家属进行问卷调查，了解残疾人接受社区康复服务的现状，以及残疾人及其家属对当前社区康复服务的评价和对未来的预期。

（5）资料分析法。对所获取的资料及相关的政策文件、评估规范等进行整理和系统分析，归纳和总结广州市残疾人社区康复服务的整体状况及存在问题，探索社会资源进一步介入残疾人社区康复服务的具体路径，给出切实可行的政策修订意见。

（6）对比研究法。通过横向和纵向的对比研究，总结归纳国内外残疾人社区康复服务的有益经验，特别是与国内有关城市残疾人社区康复服务进行比较。同时，通过回顾广州市残疾人社区康复服务的近 30 年发展历史，对比分析当前残疾人社区康复服务发展的机遇与挑战。通过综合分析，最后提出广州市残疾人社区康复服务发展的新思路。

第二章　国内外残疾人社区康复服务模式综述

根据2010年世界卫生组织《社区康复指南》的数据统计结果，全球人口中有超过10%是残疾人，其中80%残疾人在发展中国家，而世界最贫穷人口中的15%～20%是残疾人。残疾人问题不仅是健康问题，同时也是社会问题。社区康复是国际社会提倡的残疾人发展战略，目前已在全球90多个国家实施。社区康复在国际上已有40年左右的历史，在中国也发展了30余年。社区康复在发展过程中，在各国均形成了具有不同特色的、适应本国国情的不同模式，我国也在探索中逐渐形成适合我国国情的残疾人社区康复服务模式。

一、国外典型的残疾人社区康复服务模式

在国外，尤其是在发达国家，残疾人康复服务发展得较早，基本上完成了从医疗康复服务模式向社区康复服务模式的转变，其社区康复服务内容丰富，体系完善，对我国残疾人社区康复服务的工作实践具有重要的借鉴和指导意义。

（一）英国：以社区为依托的社区照顾模式

英国作为世界上最早实现工业化和现代化的国家，其社区照顾模式也是当代发达国家的典范。英国的社区服务工作不仅具有较长的历史，还具有丰富和完善的内容，它为英国广大残疾人提供了全面和系统的康复服务，也为英国社会的工业化和现代化平稳发展提供了重要的保障。

1. 英国模式的基本概况

英国残疾人社区康复服务模式是以社区为依托的社区照顾模式，具体内容有：①提供残疾儿童家庭服务：接收、收养或抚养残疾儿童；监督父母对残疾儿童的抚养，保护残疾儿童的正当权益不被侵犯；给残疾儿童提供财力和物质帮助。②日常照顾：为老人和残疾人建立俱乐部、日常诊

所、老年人弱智训练中心、残疾人日常护理学校和健康中心等，为他们提供假日服务、白日巡游服务等多样化服务。③家庭护理服务：给老年人和残疾人等提供家庭护理服务或教育服务。④咨询服务：建立咨询中心，提供家庭理财计划、年轻人医疗咨询等，还给健康家访员、家庭护士、接生员、心理工作者分享家庭护理知识和健康教育。

英国残疾人康复治疗和服务更多的是借助社区和社区工作者的力量，这些社区服务将根据残疾人的收入调查情况决定是否免费。在英国，所有的护理机构都是由社会护理监察委员会实施管理和监督的，这能保证所有的护理工作都达到一定标准，从而保证护理服务质量。此外，护理机构会对所有到残疾人住宅进行家庭护理的雇员进行安全检查和监督，以确保残疾人的护理安全。

对生理残疾人而言，要取得相应的社区照料和服务，第一步是进行当地政府社会服务机构负责的健康和社会照料评估，也被称为“需求评估”。在评估中，社会服务机构会为每一个申请人指定一个职业治疗师，职业治疗师检查申请人的个人需要并同其商量，以便在申请人有需要时提供良好的服务，包括卫生保健、医疗设备、在家照料等。通过评估可以确定该申请人最迫切的需要以及如果不满足这些需要其可能面临的风险。然后，当地卫生部门和社会服务机构将根据这项评估与申请人协商后确定其需要的一系列帮助，并写出一份书面帮助计划，包括从私人组织和自愿机构得到的各种服务。如果申请人不愿意直接从社会服务机构中获得服务帮助，可以申请直接付款，这样申请人可以获得一些津贴用于支付自己选择的所需的各项服务。直接支付仅满足普通需求，如果申请人需要更高级的护理可以自己补足差额部分。

对精神残疾人而言，如果其选择在社区接受进一步的治疗和康复，相关部门将成立一个专业社区精神健康小组，为精神残疾人提供日常的基础照顾或者在精神残疾人有需要时提供医疗帮助，其中小组成员包括全科医生（负责了解残疾人情况，进行相关治疗，并且在有必要时将其转诊给其他专家，如精神病治疗师）、社区精神健康护士、精神科社会工作者、精神病顾问、健康访问者、临床心理学家等。当残疾人需要和其他社区精神健康小组成员接触时，社区精神健康小组会从小组中选出一位护理联络员，有时也被称为关键工作者或个案管理员，由其负责与残疾人和其他小组成员进行沟通，并向残疾人提供一份详细的护理计划。大多数人的康复需求会随时间而改变，因此，应该定期检查残疾人的康复护理计划并根据需要予以调整。在第一次提供服务或残疾人需求发生显著变化的 3 个月后应该对康复护理计划进行一次复审，然后每年进行一次。如果有需要，复审也可以进行得更频繁些。

英国残疾人社区康复服务的鲜明特点在于，为残疾人提供的社区康复服务并非一律免费或统一收费，而是根据残疾人的收入情况决定免费与否，需要更高级护理的残疾人可以通过自己支付差额获得高级服务。这些举措有利于保障残疾人的基本康复服务，并为有需要高级服务的残疾人提供更多选择，既节省了公共康复服务资源，又减少了服务提供者的服务压力。

在英国，残疾人选择专业看护人员的方式有三种：一是由当地的社会服务部门直接为残疾人安排专业看护人员；二是残疾人通过护理中心自己选择合适的专业看护人员，在这种情况下残疾人需要自己寻找护理中心并支付相应费用，但残疾人不作为一个独立雇主，因此不用承担雇主的相应责任；三是直接雇用专业看护人员，这会在选择专业看护人员和护理项目上赋予残疾人更多的选择权和控制权，但同时残疾人也要承担作为雇主的法律责任，这涉及税收和社会保险等问题。社区护士（也称保健访客）是在社区工作的注册护士，可以就广泛的健康问题为残疾人提供帮助和咨询。社区护士为生病、残疾或者有生理和心理问题的人工作，为其提供专业护理，如换药、注射，或者急救护理，同时还教导家属和护理者基本的护理技巧。社区护士通常都是与全科医生一起合作，全科医生将病人指定给某一社会护理服务机构，由社区护士负责病人的基本护理。如果病人出院，医院将安排一个社区护士定期访问照顾，这也是持续护理的一部分。精神顾问通过谈话咨询的方式帮助残疾人缓解压力，并了解相关情况，精神顾问也可以由社区精神健康护士、精神科社会工作者、临床心理学家、职业治疗师等担任。

2. 英国模式的发展历史

英国残疾人康复服务模式具有悠久的历史，大致上经历了三个历史发展阶段。每一个历史发展阶段的康复服务模式各有特色，但总体趋势是内容不断丰富和完善，模式逐渐适应残疾人和社会的需求。在实践中解决存在的弊端，使残疾人得到生理和心理康复的同时，也获得自身的发展，并对社会产生积极的影响。

英国残疾人康复服务模式的三个历史发展阶段：第一阶段以医疗康复模式为主，主要针对身体损伤所造成的各类残疾人。第一、二次世界大战之后，伤残和病残人口数量大量增加，这迫切要求社会和医学界解决他们的治疗、康复、保健、职业训练等问题，从而促使英国建立了许多大型康复中心，为病人提供集中细致的医疗康复服务。第二阶段以教育康复模式为主，将重点放到了提高残疾人能力方面。虽然医疗康复模式能够提供细致的医疗康复服务，保障残疾人身体和生理上的康复，但是它只强调了功能康复，而忽略了残疾人作为社会人的整体康复，造成了残疾人与社会生活主流的隔绝，阻碍了残疾人重返社会。此外，医疗康复模式还有高费用、低周转率的弊端。教育康复模式是对医疗康复模式的继承和发展，在残疾人生理和心理康复的基础上，开始重视残疾人能力的培养，包括自理能力、学习能力、生计能力等，帮助残疾人重返社会。对于儿童、青年残疾人，其父母充当了康复治疗师合作者的重要角色。第三阶段以社区康复模式为主。通过多年的康复实践，人们发现若残疾人在其熟悉的环境中进行康复，效果会更优。残疾人由康复中心或医院转向社区，在社区内进行康复，可以动员家庭成员、邻里及志愿者参与照顾。在这种模式下，残疾人康复效果更佳，同时也节约了医疗资源，最重要的是社区康复有助于残疾人自我发展和融入社会。社区康复模式改变了人们传统的思想观念，使康复服务不单纯强调医疗或教育康复服务，实现了医疗、教育和社会服务的有机结合。

3. 英国模式的特征

英国模式在发展过程中，形成了以下几个基本特征：

一是立法保障。以社区为依托的社区照顾模式与社区发展、社区卫生服务等内容构成了英国的社区服务体系。在英国社区服务的发展进程中，社区服务得以进入政策的核心议程，与相关立法工作的积极推进是不可分割的。1990 年英国颁布了《全国健康服务及社区照顾法案》，从而在立法层面上确立了社区照顾的合法性。

二是服务内容多样化。在新自由主义的政策影响下，政府逐渐从服务供给的垄断身份转变为服务购买的最大雇主，从而形成了以社区为依托的社区照顾政策。按政策规定，对于残疾人而言，社区照顾的内容包括日常照顾和家庭护理服务。为老人和残疾人建立俱乐部、日常诊所、老年人弱智训练中心、残疾人日常护理学校和健康中心等，为他们提供假日服务、白日巡游服务等多样化服务；给老年人和残疾人等提供家庭服务或教育。

三是社区居民广泛参与社区服务。广泛的公民参与是英国社区服务有效开展的前提条件。根据英国内政部实施的“内政部公民抽样调查”显示，2001 年、2003 年、2007 年和 2008 年英国公民每月至少参加一次正式志愿活动的平均水平为 27%（不包括每月所参加的非正式志愿活动）。

四是多方力量的有机整合。在推动英国社区服务有条不紊开展的过程中，来自学术界和企业界的力量亦不可忽视。一方面，学术界学者们的积极介入不仅有效把握了社区服务的发展方向，而且对政府的政策动向起到了一定的监督和推动作用。另一方面，社会各界的专业援助和资金捐助为社区服务的持续发展提供了又一动力。此外，社会的慈善资金捐助也是志愿组织和社区组织获得各种资源的重要途径之一。

（二）美国：家庭服务模式

美国作为世界上最为突出的市场机制配置资源的国家，其商业保险市场比较发达。残疾人作为一个特殊群体受到美国政府的关注，其残疾人社区康复服务模式呈现出鲜明特色。

1. 美国模式的基本概况

美国残疾人社区康复服务模式主要是家庭服务模式，一般由民间的社会组织负责提供服务。社会组织通常是把几个残疾人和社工人员放在一起组成居住小组，成为团体之家，每个居住小组的社工人员根据每个残疾人身体及能力情况的不同而制订不同的康复服务计划，并注重个性化服务，培养残疾人自食其力的生活能力与团体合作意识。早在 1942 年，美国康复专业委员会就把康复定义为："让残疾人在可能的情况下，恢复完整的身体、心理、社会、职业和经济能力。"在美国，康复的重点是恢复残疾人的职业和经济能力，因此残疾人康复的重点更多的是关注职业问题。

在社区康复方面，由于美国医疗机构接受服务的费用相对较高，残疾人在医院接受救治情况好转后，都会转入当地的社区医院，接受持续的康复治疗。在社区医院，护士作为康复服务的主力，在医生和病人之间搭建沟通的桥梁，让医生与残疾人一起制订、执行康复计划，使社区医疗资源、康复资源、残疾人家庭资源都得到充分利用。美国聘用专业社工人员为残疾人提供康复服务，社工人员具备很强的综合素质，可在残疾人、残疾人家庭及残疾人所在社区开展工作。即使在工伤残疾人与一般性残疾人所形成的不同体系下，社工人员也能结合已有的资源进行协调，促进残疾人职业康复中的社区康复发展。美国开展的残疾人个案管理式康复服务，正需要大量灵活性强的社工人员担任个案管理员，需要社工人员对个案对象的各方面有深入、细致的了解并提供相应服务。特别是重度残疾个案对象，他们需要接受长期的康复服务，经过长期专业训练的社工人员对个案负责，确保康复效果的持续跟进，并在康复的各阶段提供与其匹配的康复服务与资源。

2. 美国模式的发展历史

社区服务内容涉及居民生活的方方面面，如助残、养老、扶孤、教育、治安等。自20世纪30年代美国实施“罗斯福新政”以来，公共机构一直是美国社区服务的主导力量。从20世纪60年代开始，一系列大规模的社会改革把美国的自由主义改革推向了高峰。1965年美国政府因财政紧张实施了“反贫困战争”的政策，与此同时，原本由公共机构提供的社会服务随之转移到由广大的非营利组织来提供。经过几十年的发展，美国已经搭建了由政府、社区机构与非营利机构、社区居民等共同协作的服务供给平台，勾勒出一幅成熟的社会化社区服务模式图。美国残疾人康复家庭服务模式正是在这一社会背景下产生并发展的。

3. 美国模式的特征

在美国社区康复服务模式下，残疾人可在其家庭或所在社区接受康复服务，主要以家庭服务为主，通过个案管理式服务促进残疾人社区康复服务的发展，并呈现以下几个基本特征：

一是政府立法保障，开展政策引导。美国政府在立法方面对社区康复的支持体现在两部法律的颁布。1973年颁布的《国内志愿者服务法案》保障了社区服务的组织基础。1993年《国家和社区服务信托法案》的确立，将国内所有的社区服务项目纳入统一的管理网络。在政策方面，美国政府给予非营利性组织特定的免税政策，即非营利组织通过服务所获得的各项收入无须上缴所得税，且从事社区服务时所购买的商品也无须交纳消费税。美国政府每年还会以合同购买的形式为从事社区服务的各类非营利性组织提供10%～80%的财政资金支持，以引导各类非营利性组织提供社区服务，包括残疾人社区康复服务。

二是以民间社会组织提供服务为主。在美国，宏大的非营利组织力量是社区服务的具体承担者，它们主要致力于社区服务和管理。据统计，在美国，50%成年人一周至少参加一次志愿活动，每年大约有9 000万人次的志愿服务者从事社区服务工作。社区志愿服务的内容包罗万象，涉及社区居民生活的方方面面，如养老、助残、扶幼、帮孤、济贫、环保、教育、卫生、治安等。为残疾人提供社区康复服务的人员除了必要的医生与护士之外，社工群体也是重要的服务提供者。民间社会组织如社区基金会、社区委员会、志愿机构分别负责提供资金、社区服务，并管理社区服务。

三是康复计划个性化明显。美国残疾人社区康复服务注重个案管理式服务，提倡对残疾人个人进行有针对性的、科学的个性化康复服务。由专业社工人员为残疾人提供个案式康复服务，促进残疾人身体康复，促使他们恢复职业和经济能力，达到能够自食其力、减少社会负担的目的。

四是注重职业康复。区别于欧洲国家高福利制度下的残疾人社区康复服务模式，美国对残疾人职业康复尤其重视，让残疾人重返工作岗位、恢复职业和经济能力是残疾人康复服务的重点目标。这是由美国的经济社会以及文化背景所决定的，也是美国残疾人社区康复服务的特色。美国的这种做法促使残疾人重新融入社会，不但为美国社会减少了负担，维护了社会稳定，还真正实现了平等和自由，这种做法极具借鉴意义。

（三）德国：邻里之家模式

德国的社会保障制度一直被视为成功的典范，从理念到制度，再到管理，成就了其一百多年长盛不衰的辉煌。作为德国社会保障的重要组成部分，德国的残疾人社区康复服务也颇具特色。

1. 德国模式的基本概况

德国的残疾人社区康复服务模式是邻里之家模式，邻里之家模式作为德国睦邻运动的直接产物，很好地体现了德国社区工作的基本特色。邻里之家的最高机构是德国社会福利、文化工作协会联合会。该机构从属于德国独立社会福利协会联合会，并与省、市、区各级政府的卫生、社会福利事业部门发生业务关系。邻里之家是一个自我经营、自我管理、自负盈亏的独立单位，但其活动得到了政府的部分资助，并受其监督。邻里之家为残疾人提供的社区康复服务主要有日常生活护理、家庭服务、谈心以及朗读等。康复对象包括以下群体：遭受职业伤害需要康复者、患病失去或部分失去劳动能力者、21岁以下的伤残青少年和儿童。

2. 德国模式的发展历史

早在1883年，德国颁布了世界上首部《残疾人保险法》，这其中包括有关残疾人保障的规定，是德国最早有关残疾人社会保障的法律。在随后颁布的《意外伤害保险法》和《伤残老年保险法》中，分别对因职业伤害导致的残疾和由于疾病、意外事故等导致的伤残保障进行了规定，完善了残疾人社会保障政策。魏玛共和国时期（1919—1933年），重度残疾人法律被法典化，残疾人的保护和残疾预防被置于首要位置。1953年《重度残疾人法》颁布，将保护对象拓展到了盲人、聋哑人和残疾军人。同时，这部法律还对残疾人就业政策进行了规定，确立了残疾人按比例就业的原则，规定企业单位和公共部门雇用残疾人必须达到规定的比例，否则就应当交纳残疾人就业补偿金。

1974年的《重度残疾人保障法》对原有的残疾人法律原则进行了修正，规定只要一个人存在残疾的事实或有残疾的危险，就可以享受到法律规定的一切待遇，这就抛弃了之前适用的归因原则，即只有某些特定原因致残的残疾人才可以享受规定的待遇。2001年6月19日，德国专门出台残疾人保障的法律——《残疾人保障法》，以社会法典第九章的形式颁布，并于2001年7月1日以“残疾人的康复与参与”的名称生效，是专门的残疾人保障法律。《残疾人保障法》关注的不仅是为残疾人或面临残疾风险的人提供照料，而且保障他们自主地融入社会，以及减少他们在获取平等机会上存在的障碍，为残疾人或有残疾危险的人创造更好的生活。因此，社会法典第九章给予残疾人医疗、职业和福利津贴待遇等各个方面以相关规定，以更快、更有效、更经济和更持久地实现上述目标。但是，在实践过程中，德国残疾人康复与保障等事务并没有像法律那样由一部法律集中起来，而是沿袭了以前的做法，由医疗保险经办机构、联邦劳动局、工伤保险经办机构、法定养老保险经办机构、残废军人福利机构、青年保护部门和社会救济部门等不同的部门分别负责残疾人保障的不同方面。

随着残疾人康复事业的发展，德国的残疾人康复服务模式也逐渐向社区康复服务模式转变。社区康复的有效运行，不仅能够促进残疾人的身体康复，而且还在残疾人恢复职业能力、融入社会、自主平等参与社会方面发挥巨大的作用。德国残疾人社区康复服务模式的表现形式是邻里之家。邻里之家起源于英国，是在维多利亚女皇时代由英国社会科学研究者和社会工作者在深入研究社会问题的基础上发起的，目的是为了实现政治上的平等与民主，使贫苦居民能获得接受教育和享受文化生活的机会。在德国，邻里之家是由社会工作协会和民众之家曲折发展而来。第二次世界大战以后，邻里之家迅猛发展，得到了政府、民众和专家的肯定。1951年邻里之家成立了全德统一协会，在残疾人服务方面，提供老年人托养、护理上门、送饭上门、病员护理、家庭服务、上街购物、为残疾老人推车等服务。

3. 德国模式的特征

德国残疾人社区康复服务模式所呈现的特征有：

一是康复对象较广。在德国，康复被视为促使残疾人进入社会的一个主要措施。任何一个先天残疾的人或由于遭受某种危害致残从而需要特殊帮助的人，都有权利享受康复，包括由于战争、意外事故、职业伤害、疾病乃至身体状况的退化等原因而致残的人。

二是服务内容丰富。邻里之家模式下，残疾人除了享受基本的康复护理服务，还能参与多种多样的文化娱乐活动。工作人员精心组织的各种活动，鼓励每一个残疾人都充分发挥自己的技能、经验、知识、才能、兴趣爱好。

三是独立的单位主体。邻里之家是自我经营、自我管理、自负亏盈的，其活动受到政府的部分资助，并受政府监督。

（四）澳大利亚：家庭及社区照顾模式

澳大利亚沿袭了英国残疾人社区康复服务模式的传统，在发展过程中又参照了美国模式的特征，形成家庭及社区照顾模式。

1. 澳大利亚模式的基本概况

根据人群分布、年龄结构、区域特点，澳大利亚提供临床多病种康复、老年常见病康复、伤残康复、精神康复等服务，服务形式包括社区康复、急性后期社区保健、老年日间照料和替代服务、老年护理中心、老年公寓、长期家庭医疗、临终关怀、精神卫生和心理治疗等。社区康复服务包括理疗和作业治疗服务、言语治疗服务、社会活动治疗服务、精神心理治疗服务、矫正治疗服务等，为老年人和残疾人提供所需设备、设施的信息，并进行评估提出建议，以及为其免费提供或租用康复设备。

位于悉尼东南部地区班克斯敦（Bankstown）的联合照料中心（Uniting Care)，隶属于教会，成立多年，现有 63 位住宿老人，30 位工作人员，职工工资由政府支付，与医院有密切的相互协作关系，每周有康复医生定时到联合照料中心为老人提供康复咨询和服务。入住联合照料中心前由家属或老人到医院相关部门填表申请，经医院内的老年健康评估小组（Age Care Assessment Team，简称为 ACAT）上门免费评估后登记入住，评估结果分 1 ~ 8 个等级。ACAT 成员包括医生、理疗师、作业治疗师、言语治疗师、心理治疗师、护士、社会工作者等。联合照料中心根据不同评估结果收取不同费用，政府亦按不同评估结果给予相应补助，一般住宿老人须交

85%养老金给联合照料中心。脑卒中、颅脑外伤后瘫痪患者可向政府申请特殊服务，政府派ACAT评估后联系联合照料中心，暂未入住者由理疗师、作业治疗师、护士、社会工作者、志愿者定期上门提供相应服务。老年痴呆者需佩戴特殊跟踪器，并由其家人在警察署的网上登记详细的个人资料，便于特殊照料和随访。位于悉尼西部的希尔思（Hills）社区卫生服务中心内设有老年日间照料中心，为不适宜住院治疗的老年患者提供日间作业治疗、言语治疗、心理治疗及药物咨询等，并提供午餐，组织一些文娱活动，为老年患者提供相互交流的机会，是介于住院及门诊服务之间较好的康复形式。

现在，澳大利亚越来越多的社区卫生服务中心开展对居民全免费的全科医疗服务，国家每年为残疾人、老年人提供5次免费物理治疗。但社区卫生服务中心缺少康复专业的全科医师和康复治疗师，卫生服务人力不足和资金短缺问题突出。全科医生、康复医生到家庭和养老院提供医疗咨询服务所收取的费用较低，没有额外补贴，而且路上花费的时间也较长，许多医生不愿意去。因社区工作环境比医院差、技术进步可得性差、报酬低，优秀医生等人才往医院跑，甚至往国外跑。由于澳大利亚人口不断老化，而政府希望老年人在社区得到服务，而不是在医院，因此，社区卫生服务中心压力增大。另外，不同的社区卫生服务机构提供不同的服务，资金来源也不同，这些机构之间的工作尚未统筹为一个整体，使患者、残疾人、老年人等难以适应。

2. 澳大利亚模式的发展历史

澳大利亚的康复医学体系，基本沿袭英国和美国的模式。由于人口老化、医疗模式转变及人们健康意识的提高，不同年龄的人对医疗服务的消费均有增加，致使澳大利亚人均医疗开支持续上升。从1993年起，澳大利亚政府及时调整政策，推行家庭及社区照顾计划以及精神健康护理计划，使老年人和残疾人可在家中接受医疗服务而无须住院，省及地方政府亦投入大量财力提供社区及公共医疗服务。

澳大利亚康复医学体系目前面临着卫生服务人力不足、资金短缺、全科医生与康复医生到家庭和社区提供咨询服务效率收益低下、社区工作环境差等问题。澳大利亚政府拟将未来的医疗重点由医院转移至社区，合理分配资金用于残疾预防，减少民众残疾发生，开展社区残疾普查与复查；加强康复人才培训计划，改善社区卫生条件，以利于残疾人康复的同时也增加社区对医生的吸引力；扶持乡村、偏远地区的康复医疗，鼓励中、高级康复医师和治疗师开展移动医疗服务，缩短城乡差距。未来的康复医学将以康复对象的需求为导向，并扩展到劳动技能培训、辅助就业、精神与心理治疗、营养咨询和健康促进等多方位服务，一切以提高服务对象的生活质量为最终目标。

3. 澳大利亚模式的特征

澳大利亚残疾人社区康复服务模式呈现出以下几个明显特征：

一是开展延伸工作，将康复纳入社区卫生服务网络。澳大利亚的延伸康复医疗服务主要针对老年人慢性病功能障碍者，将患者的住院康复治疗与出院后的社区康复服务密切衔接起来，是住院后期阶段以及出院后随访的特殊康复项目。澳大利亚政府还规定，康复体系内的医院对所在社区有明确的社会责任和义务，中、高级康复医师每周安排固定时间参与社区组织的康复活动，包括专业知识讲座、健康宣传、工作小组会议，为患者制订治疗计划和康复目标，并提供相应的技术支持，组织和参与社区康复人员的医学继续教育工作，地区康复医师的在职继续教育有详细的年度安排。

二是以急性期康复为重点的卒中单元建设。澳大利亚的卒中单元最初产生于20世纪70年代。位于墨尔本的奥斯丁（Austin）医院的卒中单元在1978年成立，是澳大利亚最早的一家卒中单元，直到1993年卒中单元才得到医学界的广泛认可。班克斯敦德康姆（Bankstown – Lidcombe）医院是悉尼一家市级教学医院，共有450张床位，其中老年科80张，包括急性期医疗科28张、老年精神科12张、卒中单元20张、普通康复科20张。老年科的卒中单元成立于1998年，是由神经科医师、老年病医师、康复医师、护士、物理治疗师、职业治疗师、社会工作者和矫形师共同组成的一个多学科团队。脑卒中患者发病后1～2天即开始接受康复评估、治疗，由团队成员每周定期召开会议制定康复目标，评价康复疗效，建立全面性康复疗程，并与社区照顾人士一起为患者制订出院后融入社区的治疗计划。患者平均住院时间为20天，出院后可凭床位负责医生所写的病历介绍信和转介信去看门诊康复医生，康复医生一般在三到四家康复机构或医疗中心兼职。每家医院的康复科均设有康复门诊，康复医生根据患者的病情及经济状况决定患者是进入社区还是康复中心接受延续治疗。卒中单元可降低死亡率，缩短住院时间，提高功能状况，改善预后，最大程度地节约医疗费用和资源。

三是完善的双向转诊体系。澳大利亚的医院与社区之间有明确的分工，政府支付并控制卫生开支是双向转诊体系建立的基础。全科医疗诊所、社区卫生服务中心、医院、护理之家等机构之间有着密切联系，根据不同情况可以相互转诊，使不同健康状况的残疾人比较经济地获得医疗保健服务和康复服务。

二、国内残疾人社区康复服务模式

相较于国外，我国残疾人社区康复服务起步较晚。20 世纪 80 年代，在城市改革不断推进和社会福利制度不断健全的形势下，国家民政部率先提出了“社区服务”的概念，残疾人社区康复服务模式也由此开启。目前，国内的残疾人社区康复服务模式有了一定的发展，并在实践中不断解决产生的问题，且不断发展以适应社会与残疾人的需求，形成具有中国特色的残疾人社区康复服务模式。

（一）我国残疾人社区康复服务模式发展历程

我国残疾人社区康复自 1986 年正式开始兴办，至今已有 30 多年的历史，其间经历了几个阶段，不断有所进展。社区康复现已成为我国开展残疾人康复服务的基础，也是推动实现残疾人“人人享有康复服务”、促进残疾人全面康复的主要方式。早在 1990 年，《中华人民共和国残疾人保障法》即规定我国残疾人康复工作以社区康复为基础，要求各级政府和有关部门组织和指导开展城乡社区康复。经过多年实践的总结和演进，我国现行残疾人社区康复服务模式已从过去的医学模式转变为医学—社会模式，并按照世界卫生组织等发布的《社区康复指南》所提出的理念和工作要求，继续增大残疾人社区康复服务模式中的社会元素比重。

我国残疾人社区康复服务从 20 世纪 80 年代到现在经历了四个发展阶段。

第一阶段（1986—1990 年）：从世界卫生组织引入社区康复，开始在个别县市试点推行。采用世界卫生组织提出的残疾人社区康复服务模式，主要以医学模式为主导，参照世界卫生组织发布的《在社区训练残疾人》的教材，主要在社区（包括家庭）对躯体残疾的残疾人进行功能训练。最早开展这项工作的试点县市包括广东省的广州市和从化市、山东省的招远县、吉林的梨树县、内蒙古自治区的科尔沁左翼中旗，个别残疾人社区康复试点项目是由我国与世界卫生组织合作进行的。本阶段取得的初步成绩曾于1991年6月在广东省广州市举办的“西太平洋地区国家间关于社区康复的计划和管理研讨会”上做了总结。

第二阶段（1991—1996年）：由卫生部和中国残疾人联合会共同推动，结合残疾人康复医疗的阶段性中心任务，开展社区康复。例如，在社区和基层开展白内障复明手术后的视力康复；对社区聋哑儿童进行听力—语言康复；对社区小儿麻痹症后遗症的青少年进行矫治手术后的功能训练和矫形器具的康复。这一阶段残疾人社区康复服务工作的试点范围已扩展至64个县（区），但仍以医学康复为主。

第三阶段（1997—2005年）：残疾人社区康复逐渐由医学模式向医学—社会模式转变，社区康复的社会保障体系也逐步形成。受世界卫生组织、国际劳工组织、联合国教科文组织2004年《社区康复联合意见书》的影响，我国也开始进一步重视社区康复并把其作为解决残疾人康复、机会均等、减贫和社会包容等问题的一种重要战略，由政府多个有关部门和一些群众团体联合起来，凝聚共识，拟订和发布了改善社区残疾人处境的共同计划。卫生部、民政部、财政部、公安部、教育部、中国残疾人联合会等于2002年联合发布《关于进一步加强残疾人康复工作的意见》，强调要全面推动残疾人社区康复。在此期间，卫生部通过医疗卫生改革计划，正式把残疾人康复列为社区卫生服务内容之一；民政部也在加强社区民政工作中，强化对残疾人的社区服务。随着社区康复服务逐步扩展至教育康复、职业康复和社会康复领域，残疾人社区康复服务的社会保障支撑体系正在我国逐步形成。

第四阶段（2006年至今）：这是残疾人社区康复服务发展较快、普及与提高并进的阶段。“普及”指的是积极把残疾人社区康复推广到农村，尤其是西南、西北偏远地区的农村；“提高”指的是提高残疾人社区康复服务工作的质量和促进可持续发展。在普及方面，其中一个重要计划是2003—2015年在31个贫困县试点实施新一期农村残疾人社区康复项目（该项目是中国残疾人联合会与嘉道理慈善基金会的社区康复合作项目），取得较大收获。在提高方面，国家自2006—2007年在各地精心培育出99个残疾人社区康复示范区，总结出一些可行的优质实践经验（关于办好社区康复的好方法、好模式），并加以推广，借以提高残疾人社区康复服务工作的质量。此外，在2008年举国支援汶川大地震灾后重建工作的有力推动下，全国残疾人社区康复服务工作力度明显加大，包括工作人员队伍的培训、资源中心对社区的技术支持等。此阶段的一个重要转折点是2010年世界卫生组织发布全球《社区康复指南》，我国康复界迅速组织了该书中文版的翻译、出版和发布，还发起了对残疾人社区康复新概念、新模式、新内涵和新经验的研讨、学习，努力提高我国残疾人社区康复服务的更高境界。

我国残疾人社区康复服务模式的转型将会在今后较长时间内继续进行过渡，即按照世界卫生组织《社区康复指南》的理念和任务结构，从现有的医学—社会模式，转变和过渡为以社会模式为主的发展和融合（包容）模式，以便更全面地实现残疾人社区康复的目标。从长远来说，将会把现有的以社区为基础的康复演变为以社区为基础的包容性发展。这个转型的过渡需要有三个转变：①理念更新。按照世界卫生组织《社区康复指南》的新理念和原则策划和指导社区康复。②任务更新。从原来以医疗康复为主转变到以执行社会康复任务为主的全面康复，其标志为：遵照新的社区康复任务结构，为残疾人提供保健康复、教育康复、生计与职业支持、社会权益倡导与保障、赋权自立等方面的服务。③方法创新。从单个或少数部门负责运作为主转变为多个部门紧密协作；把进行常态性的全面康复工作与执行阶段性的重点康复任务结合起来；既要关注满足社区残疾人群体的多元化的包容性发展需求，同时又要顾及个别残疾人特殊的具体需求。

（二）我国典型残疾人社区康复服务模式

我国残疾人社区康复起步时间较晚，但国内一些城市和地区对残疾人社区康复工作也进行了一些有益的探索，形成了几个比较典型的模式。

1. 宁波江北的多元联动模式

浙江省宁波市江北区残疾人社区康复服务工作主要由卫生行政部门牵头，高等医学院校、康复医院、残疾人联合会和社区康复站共同参与，是一种多元联动下的残疾人社区康复服务模式。

宁波市江北的多元联动模式的主要做法如下：首先，搭建社区康复培训中心平台。以高校专业教师、康复医生作为专家组成员，成立社区康复工作小组，并实行专家负责制，为掌握社区残疾人情况进行调研和摸排，积极开展康复培训和训练指导。其次，引入第三方绩效评估。由中心聘请康复专家作为第三方对康复实施效果进行评价，检查社区康复站的软硬件建设状况，调查残疾人社区康复满意度，核查残疾人管理档案的完整度以及社区每年开展的康复培训成果等。多元联动模式主要是采用理事会的工作形式，以此管理社区康复培训中心平台工作，充分发挥高校专业教师及康复志愿者的作用，并通过第三方专家评估，科学、严谨地做好残疾人社区康复绩效考核工作。同时，该模式还将残疾人社会融入作为社区康复考核的重要内容，并积极动员社区志愿者定期上门为残疾人进行心理辅导，重视对残疾人家庭生活环境的改善以及日常康复的指导，增强残疾人早日融入社会的信心。

多元联动模式的产生有其特定的背景，是以残疾人社区康复工作得到较好发展为基础的。据2006年第二次全国残疾人抽样调查数据显示，浙江省残疾人持证率为49%，高出全国平均水平14百分点。从各省、市、自治区对比来看，浙江省的残疾人持证率位于全国第四名，仅次于上海、北京、天津；而宁波地区残疾人持证率为72.46%，与上海市平均水平75%相差无几。在宁波市，有残疾人协会的社区占58.33%，略低于浙江省平均水平（61%），有残疾人专职委员的社区占62.5%，高于浙江省平均水平（49.5%）。该市残疾人社区康复所提供的服务主要包括贫困残疾人救助与扶持、辅助器具、康复训练和服务、残疾人就业安置与生活服务等。宁波市在残疾人社区康复服务水平上虽然不及同省的杭州市、湖州市、嘉兴市等，但从全国范围来看，宁波市残疾人社区康复服务是值得肯定的。多元联动模式就是在这样的社会环境和背景下逐渐形成的。

多元联动模式呈现以下几个特点：一是参与服务的对象具有多样性。多元联动模式实现了多方参与残疾人社区康复服务的目标。除了负责牵头工作的卫生行政部门以及残疾人联合会和社区康复站，多元联动模式还纳入了高等医学院校、康复医院，为残疾人的医疗需求、康复训练提供了专业、稳定的技术保障。二是注重残疾人社会融入。该模式将残疾人社会融入作为残疾人社区康复考核的重要内容，在帮助残疾人恢复身体功能外，也注重帮助残疾人融入社会，为残疾人提供上门的心理辅导服务，增强残疾人早日融入社会的信心。

多元联动模式尽管呈现一些特点，也取得了一些成绩，但仍面临一些问题。一方面，残疾人社区康复服务并未完全纳入社区建设及社区服务体系规划的整体范畴，造成残疾人社区康复服务工作缺乏政策上的总体设计与综合协调，存在职责不明晰、部门推诿、执行不到位等现象，致使某些惠残、助残的政策在执行上出现较大困难。因此，需要将残疾人社区康复服务纳入社区建设规划，进行政策上的顶层设计，通过部门间多层次、网络状、全方位的探索性合作，才可以实现部门间、区域间的互利共赢，确保残疾人权益得到切实保障，实现残疾人事业的持续发展。另一方面，社区工作者对残疾人康复服务工作的认识程度和重视程度不够。在残疾人社区康复服务工作中个人情绪经常会受到一些影响，特别是面对众多身体或者心理存在问题的人群时，社区工作者如果缺乏良好的心理素质往往会对工作产生埋怨情绪，这种情绪极易在残疾人群体中传播和扩散，进而产生消极效果。这就需要加强对社区工作者的思想教育与引导。另外，残疾人社区服务单位对残疾人社区康复服务的重视程度也有待提高，更多情况下社区仅将对残疾人的康复计划视为一种日常的工作流程，在服务中缺乏基本的服务理念和正确的工作态度，对残疾人不够耐心，缺乏热情，对残疾人群面临的问题了解不够深入，且缺乏相应的指导，这些也会对残疾人心理产生负面的影响，形成心理上的落差。

2. 南京市白下区的“康复中心＋康复站”模式

南京市白下区在2006年被列为全国残疾人社区康复示范区培育对象。该区紧紧围绕“人人享有康复服务”的总体目标，以“康复进社区，服务到家庭”为主要着力点，通过建立区级残疾人康复技术指导中心、残疾人辅助器具供应站、社区康复站和多个家庭康复点等，整合全区社会资源，创立了街道“爱心驿站”“真情家园”“心灵驿站”等一批具有一定影响力的康复品牌，使全区的残疾人康复服务工作在短期内取得了显著成效。白下区被成功评选为“十五”期间“全国社区残疾人工作示范区”和“全国残疾人社区康复示范区”等，其经验后期还在江苏省内进行推广实施。

白下区政府高度重视残疾人康复工作，将残疾人康复工作纳入全区经济和社会发展规划统筹安排，纳入财政预算并逐年加大投入，纳入议事日程和工作日程并认真研究部署，纳入卫生医疗保障体系并落到实处，纳入各相关部门责任制进行检查考核。白下区残疾人社区康复服务模式呈现以下特点：

第一，组织严密，实现了“六个到位”。组织领导到位，区政府领导及残联、卫生、民政、财政等部门组成康复工作领导小组。该区通过将社区康复示范区原有的21条标准分解为32个子项，逐项分解到区政府办等17个部门。组织协调工作到位，白下区将残疾人各项康复任务落实到各医院、卫生院、社区卫生服务站、其他残疾人康复机构。专干配置到位，残联选配一名从事医学专业的人员担任康复专职干事，10个街道都指定康复指导医生，社区配备康复协调员。工作制度到位，区、街康复工作领导小组定期召开会议，确定工作职责和制度标准。重点任务落实到位，区政府将残疾人康复服务工作的重点难点任务列入每年的办实事工程，以突破一点来带动全局。康复经费到位，区财政每年列支专项康复经费，为康复指导站、社区康复点配置康复器材和培训相关人员等。

第二，建立、健全了“三大网络”。“三大网络”具体是指组织管理网络、技术指导网络和训练服务网络。组织管理网络从区残疾人康复工作办公室到街道、社区专职管理人员，从组织上保障工作的开展。技术指导网络包括五个残疾人康复技术指导中心，覆盖肢体残疾、精神残疾、视力残疾、听力语言残疾、智力残疾等领域，发挥技术示范、人员培训、技术指导、评估训练效果等作用。训练服务网络则是以康复机构为骨干，社区康复为基础，残疾人家庭为依托，提供有效的康复服务。

第三，完善了“四项机制”。积极组织残疾人填写《康复需求调查表》，对他们的康复需求进行归类、建档立卡，落实防治措施，完善需求申报机制。通过将康复任务分解到各个康复机构和街道，要求街道康复站、社区康复点对有需求的残疾人每月提供一次入户服务，对重点康复训练的残疾人每半个月给予一次康复指导训练，并填写服务记录表和训练档案，建立任务分解机制。规定康复指导医生在专家指导下评估训练残疾人，建立档案，制订计划，训练结束后由专家评估训练效果和建档情况，训练完成任务的验收也由专家把关，使用专家鉴定机制。按照专家的鉴定报告，对完成任务较好的单位拨付康复经费，并给予奖励，对未完成任务的不拨付康复经费，并撤换不称职的康复指导医生和康复员，实施奖惩激励机制。

当然，白下区的“康复中心＋康复站”服务模式也存在一些问题。一是残疾人接受社区康复服务的比例较低。这和康复硬件设施不到位、康复训练经费不到位有很大关系。二是残疾人对康复站了解不够，康复站自身宣传不到位，造成康复站使用效率低下。三是社区康复服务的专业水平较低，康复员专业性不高。白下区的“康复中心＋康复站”服务模式在取得现有成就的基础上，未来将会更多地注重提高残疾人的教育层次，促进残疾人就业，促使残疾人融入社会。根据白下区残疾人需求调查结果显示，残疾人希望自己，尤其希望残疾儿童能享受具有专业知识的残疾人教师的教育，通过学习实现残疾人自身社会地位的提升。

3. 北京市的残疾人社区康复服务模式

自1989年组建迄今，北京市残疾人联合会已经走过近30年历程。30年来，特别是近几年，北京市残疾人事业取得了较大成绩，开创了残疾人康复服务工作的“黄金时代”。与全国其他地方一样，依据《中国残疾人联合会章程》，北京市残联先后设立了盲人协会、聋人协会、肢残人协会、智力残疾人亲友会和精神残疾人亲友会5个专门组织，18个区县残联也都建立了相应的协会。调查显示，北京市残联各专门协会在发挥“代表、服务、维权”的职能方面表现突出，但总体上离“三个更加活跃”（残疾人在残疾人组织中更加活跃，残疾人组织在基层更加活跃，残疾人和残疾人组织在社会上更加活跃）的工作目标尚有较大差距。

北京市目前已初步形成包括残疾人在内的覆盖城乡居民的社会保障体系，社会保障正日益成为城乡残疾人基本生活稳定可靠的安全网。北京市残疾人社区康复取得的主要成效有：

一是医疗康复取得新成果。11个区1 158名发育迟缓儿童获得早期筛查和及时干预服务，2 476名残疾儿童、少年享受康复保障政策，残疾儿童康复实现个案信息化管理。创新精神残疾人服务保障，3.8万名重症精神障碍患者定期领取看护补贴，近3万人免费服药，试点建立92个日间康复照料站，引入专业社工为3 897名稳定期精神残疾人提供日间照料服务。通过强化社区康复，4.8万名残疾人及其亲友获得康复培训，6 483名肢体残疾人、6 958名成年智力残疾人接受社区和居家康复，为541名盲人开展定向行走训练，100名脊髓损伤者获得生活重建训练。

二是教育康复迈上新台阶。坚持融合教育优先发展，全市共4 543名残疾儿童、少年就读于1 071所普通中小学，融合教育比例超过60%。开展学前融合教育试点，全市共464名残疾儿童在普通幼儿园接受教育，学前融合教育比例达到56%。加大融合教育支持保障力度，近800名学生获得融合教育辅助性服务。485名重度残疾学生接受送教上门，专项调查经核实的43名未入学残疾儿童获得“一人一案”精准帮扶，残疾人的受教育权益得到切实保障。

三是康复数据取得新成就。圆满完成残疾人基本服务状况和需求信息数据动态更新，实名制获取了所有持证残疾人、6 974个社区（村）的动态信息，与民政局、人社局等7个部门确立了27项数据交换清单。“一卡通”应用范围明显扩大，累计服务记录超过8 000万次，基本实现“一人一卡、依卡服务”。7.5亿元补助和补贴资金全部通过“一卡通”发放，保证资金公开透明。

四是基层康复实现新跨越。全市230个街乡、4 350个社区（村）残协完成换届，12个区选聘603名社工充实专职委员。推动温馨家园综合改革，投入 1 000 多万元，为 90 个温馨家园购买专业助残和社会中介服务，引入 40 名专业社工，有效提升温馨家园服务管理能力。建立村级温馨家园 50 个，7 000 名农村残疾人就近就便获得服务。

北京市的残疾人社区康复服务的基本做法：第一，加强基本康复医疗服务建设。北京市在努力实现基本康复治疗服务逐步均等化方面迈出了坚实步伐，完善了医疗康复服务体系。通过制订并落实医疗康复体系建设规划，推动二、三级综合医院（含中医院、中西医结合医院）设立康复医学科，继续引导部分一、二级医院转型为康复医院。将残疾人康复医疗工作推进情况逐步纳入城乡基层医疗卫生机构考核范围。同时规范和落实社区卫生服务机构康复医疗职能，为社区居民提供康复评估、训练指导和残疾预防等基本公共服务。各区政府加大对康复服务的投入，通过定向培养、转岗培养等措施，解决康复人才短缺问题，其中基层卫生服务机构至少配备 1 名精神卫生防治人员，依托三级妇幼保健网络，建立儿童残疾筛查、诊断、干预指导和报告一体化的监测服务网络。

第二，增强辅助器具适配服务，并将其纳入基本公共服务范畴。完善残疾人辅助器具适配服务管理办法，推广个性化的辅助器具适配适配服务。开展市、区和街道（乡镇）级辅助器具适配服务机构规范化建设，建立专业化辅助器具适配评估队伍，健全完善“三级管理、四级服务”辅助器具适配服务体系。鼓励科研机构、企业和社会组织参与辅助器具研发、生产、流通、适配、租赁和转借服务，推动便利、经济、实用、舒适、环保、智能辅助器具的研发生产，促进辅助器具产业繁荣发展。推进“互联网 +”辅助器具适配服务工作模式，实现残疾人辅助器具适配服务需求与网络资源高效对接。加强国际交流，支持高等院校开展辅助器具学科建设，大力培养辅助器具行业人才，不断提升辅助器具适配服务水平。

第三，加快发展残疾人养护照料服务。北京市颁布了《北京市居家养老服务条例》和《北京市市民居家养老（助残）服务（“九养”）办法》，推进了居家养老和助残服务融合发展，有效满足了重度残疾人的居家养护服务需求。通过购买服务等方式，引导社会开展家庭康复护理、家政服务、心理健康咨询等居家服务，不断拓展残疾人及其家庭特殊需求服务项目。研究建立残疾人居家服务规范标准，加强从业人员培训，着力提升残疾人居家服务专业水平。除此之外，北京市加快发展社区照料服务和稳步拓展机构托养服务，制定了残疾人社区日间照料支持措施，充分利用社区助残服务中心和社区托老所等服务设施，探索引入社会组织和社会企业运营，发展残疾人日间照料服务。鼓励养老机构和社区服务机构发展残疾人服务，制定残疾人入住社会福利机构的补贴办法。北京市关注残疾人类别化托养需要，支持专业化机构和服务队伍建设，培育一批适合残疾人需求的专业化托养设施。计划到2020年，全市残疾人托养床位达6 300张，其中市级床位2 800张，每个区拥有1所不少于100张床位的精神卫生福利机构；通过单独建设或与现有养老机构分区管理等形式，每个区拥有2处各不少于50张床位的专门福利机构，接收本区重度智障人员和其他需要托管的复合型重度残障人员。

第四，健全和完善残疾人的社会福利和慈善制度。近几年，北京市在全面构建全民养老、医保、低保制度框架的同时，也在不断健全和完善包括残疾儿童和残疾老人在内的社会福利和慈善制度。一方面，建立了特困残疾儿童手术康复长效机制。《关于建立特困残疾儿童手术康复长效机制的实施意见》规定，北京市各级社会福利机构内收养的、享受城乡低保待遇和低收入家庭中的0～18周岁、患有各种残疾、具有手术适应证的残疾儿童实施手术康复，其手术经费、假肢配置费、康复营养服务费主要由政府财政负担和筹措。另一方面，成立北京市残疾人福利基金会，旨在鼓励社会捐赠，促进残疾人慈善公益事业健康发展。另外，资助残疾劳动者稳定就业、自主创业、福利就业，以及参加各类社会保险，建立困难残疾人基本生活补贴制度和残疾儿童、少年与成年残疾人康复补助制度。

第五，采用征集事项手段，全面落实突出问题。自1996年开始，北京市政府每年都会征集与社会生活紧密相关的重大、重点事件与突出问题，把征集到的数十件与人民群众生活密切相关的事项作为政府拟办的重要实事进行重点督办。各级残联组织充分利用这一基础平台，千方百计把当年残疾人最关心、最直接、最现实的利益问题列入其中，想方设法配合有关部门全面落实。例如，为解决残疾人康复治疗费用问题，北京市残联积极推动，将康复治疗费用纳入医疗保险和大病统筹。目前，在《北京市统一医疗服务收费标准（合订本）》（以下简称“《合订本》”）中，康复科收费标准所列42项诊疗项目中的38项，已按全额纳入医疗保险基金支付范围。凡北京市具备开展康复医疗项目的定点医疗机构，因患者病情需要，按《合订本》相关收费标准实施康复医疗的，以急性期3个月为限，医疗保险基金均予以支付。

北京市的残疾人社区康复服务模式呈现出以下特点：

第一，以构建“枢纽型”社会组织为重点，切实加强了残联组织社会化工作。北京市残联被确认为市级首批“枢纽型”社会组织，主要负责残障服务类社会组织的联系、服务和管理。市残联把残障服务类社会组织作为动员利用社会资源、服务保障残疾人的有效载体，着力扮演好诉求反映者、资源整合者、政策推动者、利益协调者、业务指导者、服务提供者的角色，通过培育壮大残障服务类社会组织，使自己从直接服务残疾人向利用社会力量服务残疾人转变，从服务部分残疾人逐步向服务全体残疾人转变，从满足残疾人一般性需求向满足残疾人类别化、个性化需求转变，实现残联和残障服务类社会组织互促、双赢、共进，并最终实现更多更好惠及残疾人的目标。

第二，积极培育社会办残疾人服务机构，基本形成了“全人照顾、全程照顾”的服务模式。原有的调查结果表明，北京市公办残障服务机构的规模远超出民办机构，但检视残疾人生命周期的康复需要发现，除学龄阶段智障儿童的教育体系较为完整外，公办残障服务机构在学龄前和义务教育阶段结束后的职前训练、支持性就业、托养等方面的服务，远不能满足社会需要。为此，北京市积极培育社会办残疾人服务机构，以形成残疾人康复的“全人照顾、全程照顾”服务模式。近年来，民办残障服务机构获得了大力发展，如专责为自闭症儿童提供服务的民办机构在北京市不仅有多所，而且在服务模式、服务规范和服务水平上领先于全国。

第三，打造了“四级一体”残疾人服务平台。北京市制定了残疾人服务体系建设实施意见，全面深化残疾人服务体系建设，并定期完善残疾人基本公共服务目录，畅通了残疾人需求反映渠道，建设了动态更新的社会服务资源库，搭建了市、区、街道（乡镇）、社区（村）“四级一体”残疾人服务平台（见图2－1），开发了残疾人服务管理系统，形成了残疾人服务需求和服务资源有效对接的工作机制，最终提高了残疾人公共服务的效率和质量。

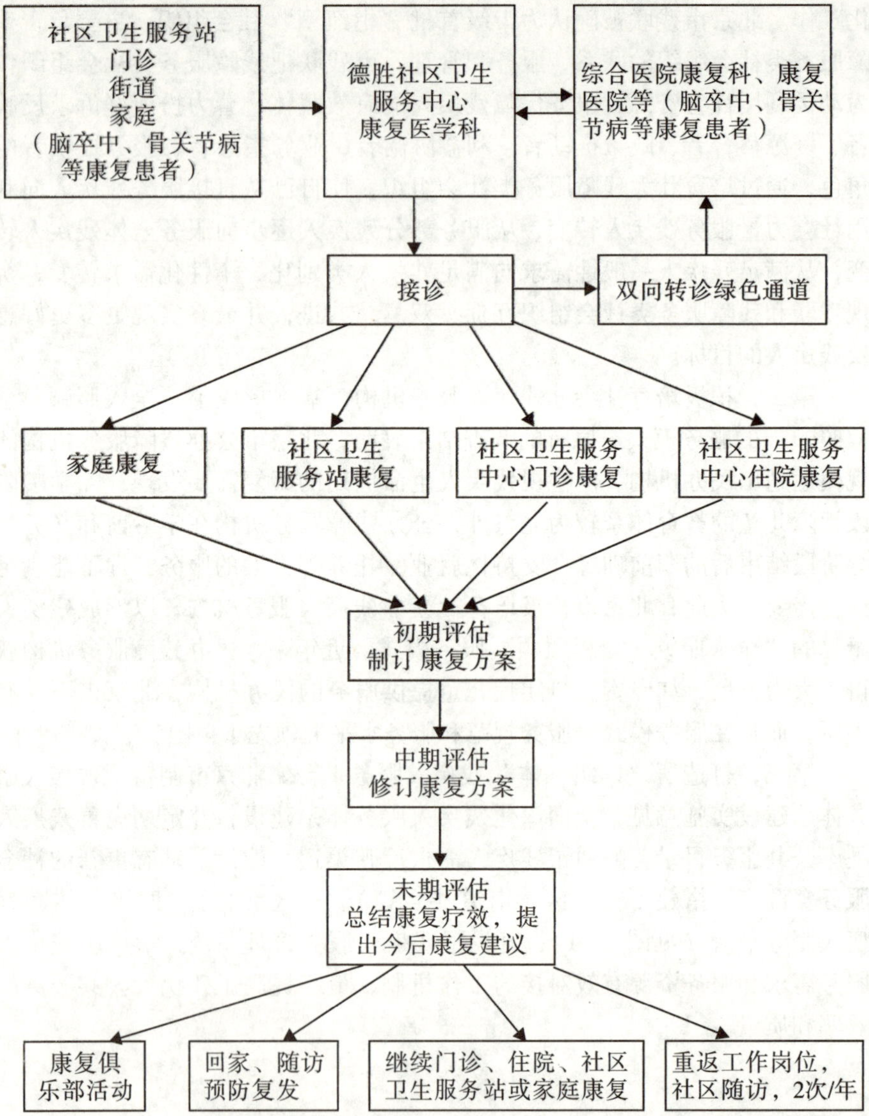

图 2－1　北京市德胜社区卫生服务中心“四级一体”残疾人服务平台

第四，开发了“互联网＋”社区康复远程服务模式。肢体残疾人出行困难，对就近就便、专业精准的康复服务需求更为迫切，但目前康复资源的分布情况仍然不能缓解大部分残疾人无法及时得到康复服务的困境。精神残疾人康复需要长期坚持观测、用药，也需要专科医生的定期诊断评估，绝大多数残疾人只能做到每月按时开药，但受到医生门诊时间、门诊量的限制，对于自身的用药反应、身体状态、情绪状况等问题并不能进行详细咨询，自我诊断、自行减药、停药的情况屡见不鲜，为复发埋下隐患。很多残疾人由于没有专业康复师的适时指导，错过了病后、术后的最佳康复期，身体功能严重退化，为日常生活带来了很大不便，对家人造成了负担。“互联网+”社区康复远程服务模式是依托互联网技术为肢体残疾人开展社区康复的远程服务，该模式以残疾人温馨家园为服务平台，通过网络连接，残疾人能够与康复专家面对面，并针对自身的残疾情况进行咨询，专家及时为残疾人解答，实现跨区域与康复专家的沟通交流，真正为残疾人带来便捷服务。康复中心针对残疾人个性化康复的需求，充分利用“互联网+”的技术优势，拓展更多形式，为残疾人提供更加便利专业的社区康复远程服务。通过社区康复远程服务，康复中心、市级专家和残疾人虽处于异地，但实现了同时互连，不仅共同聆听了康复培训课程，更让精神残疾人能定期与专家进行病情咨询，确保能及时发现复发问题，也能缓解他们的就诊压力。

第五，建立了残疾人服务“一卡通”平台。残疾人服务“一卡通”是市民卡“北京通”第一卡。残疾人持卡可以免费乘公交、进公园，随时领取补贴资金，享受商户提供的优惠服务，“一卡在手、服务全有”的目标正在逐步实现。北京市以残疾人服务“一卡通”为平台，启动残疾人基本公共服务管理“4+2”试点，以西城、海淀、房山、平谷为试点，开展残疾人需求生成与验证、服务提供及转介和综合评估；以残疾人家庭无障碍改造、残疾人辅助器具管理系统为试点，建设残疾人服务资源库。通过完善12385热线功能，抓好残疾人基本服务状况和需求转化应用与动态更新，常态化了解残疾人状况和需求。北京市扩展残疾人服务“一卡通”的应用功能，与市教委、市住建委、市人力社保局等政府职能部门实现相关数据对接与共享，建立残疾人事业大数据，实现“一卡通”数据分析对政府决策的支持，逐步完善“互联网+”服务平台。

老年残疾人已成为残疾人主体和残疾人口增长主体的现实，预示着残疾人康复需求及其实现方式将会发生较大变化。与全国其他地方一样，北京市老年残疾人目前已成为残疾人主体和残疾人口增长的主体。北京市老年残疾人“双主体”地位的确立，预示着残联组织在黄金时代所具有的优势视角至少会受到两方面的挑战。老年残疾人“双主体”地位的确立，在使残疾人服务工作相对聚焦残疾人康复工作领域的同时，也可能使康复工作对象发生大面积“遁形”，进而从根本上动摇康复工作的基础。其具体的问题主要有：一是残联组织的代表性得不到充分体现，包括残疾人在残联组织中还不够活跃，基层残联与残疾人之间还存在“断层”等；二是残联组织的社会化工作手法体现得不够突出，如动员社会力量、开发社会潜能为残疾人服务的能力还比较弱等；三是社会管理体制不健全、不完善，北京市残障服务类社会组织普遍存在生存危机。

4. 惠州市的农村残疾人社区康复服务模式

残疾人社区康复服务工作在实际推进过程中，各个城市和地区理应根据自身实际情况建立符合本地发展的社区康复服务模式。广东省惠州市地处粤东，社会经济发展不平衡，残疾人社区康复服务工作也面临诸多挑战。就农村而言，其地域广、人口多、人口文化水平较低、基本公共设施不完善、医疗水平较低，因此，针对如何在农村开展社区康复，并利用政府和残联的资源来解决农村残疾人康复难的问题，惠州市残联社区康复中心开创了一种新模式——农村残疾人社区康复服务模式，并取得了较好的效果。

在2002年之前，惠州市残联对农村地区残疾人的康复工作无统一部署，也无统筹安排，没有和惠州市医疗机构紧密联合，缺乏相关的业务指导，也没有素质过硬的康复医疗队伍，缺乏有效的管理机制，对辖区内残疾人的康复需求不清楚、对象不明确。因此，惠州市农村地区的残疾人康复服务工作未能很好地开展。自2002年以来，惠州市残联开始着手农村社区康复试点，最初从6个乡镇入手，首先进行小儿脑瘫等儿童康复，随着试点成功及社区康复服务模式的进一步完善，目前全市已建立75个社区康复指导站，农村残疾人社区康复覆盖面达100%。

惠州市的农村残疾人社区康复服务模式主要由三个部分组成，包括组织管理网络、技术指导网络和工作服务网络。组织管理网络和技术指导网络分别担任残疾人社区康复服务的组织管理机构与技术和业务指导（监督）机构，而工作服务网络则为残疾人社区康复与康复训练提供具体工作运行机制。三个部分组成了惠州市农村残疾人社区康复服务模式的基本架构，保障了社区康复服务的有效提供。此模式的主要特色是“政府购买服务”，采用购买岗位、购买服务的形式，充分发挥市级康复指导中心的作用，提高残疾人康复训练的实际效果。此模式通过采用“政府主导，残联牵头，部门合作，社会参与”的社会化工作方式，以乡镇社区康复指导站为基地，构建了以政府主导的农村残疾人社区康复社会化工作体系，逐步形成了可持续发展的、社会化的社区康复网络。在保证政府制订的残疾人社区康复服务工作计划的落实，各个相关部门密切合作交流的同时，广泛调动社会资源，优化整合社区康复服务工作流程。

惠州市的农村残疾人社区康复服务模式的工作流程（见图2－2）规范科学，为农村残疾人社区康复服务工作的可操作、高效率提供了保障，具体的工作流程如下：①市、县、镇要成立残疾人社区康复领导小组。市、县领导小组的组长由残联分管领导担任，乡镇由镇政府分管领导担任。领导小组在市、县残工委的康复办公室领导下，全面负责组织推动社区康复服务工作。②由残联康复中心、社区卫生医疗机构、教育机构专业人员组成技术指导网络，全面负责农村社区康复技术指导、康复员培训、康复员工作的管理（监督）等工作。③市、县残联依托残疾人康复中心建立社区康复指导中心，乡镇依托卫生院的计划免疫网络建立起农村社区康复指导站。市社区康复指导中心负责社区康复员的培训、康复训练效果的评估、康复训练计划的制订、康复需求服务资料的整理，以及全市农村社区康复技术和业务工作的指导。县社区康复指导中心负责筛选确定服务对象、挑选康复员、指导管理乡镇社区康复员，以及整理分类残疾人康复需求表格和季度上报工作。乡镇社区康复指导站负责检查、监督、指导家庭康复员的康复训练，收集、整理、归类、上报残疾人康复需求报表，填写社区康复服务记录和登记新发现的残疾人资料。④以乡镇为中心，依托卫生院的初级卫生服务网络（目前主要是计划免疫网络）建立康复指导站，并组成两条工作路径：一条是由指导站—村委会、指导站—乡村医生、指导站—卫生院等多渠道组成的残疾人社区康复需求上报运行路径；另一条是由指导站—家庭康复训练点、指导站—社区（个体医生）康复训练点、指导站—卫生院康复训练点组成的实行按劳计酬的社区康复训练路径。⑤确定残疾人精准康复服务市级定点康复机构，为残疾人提供精准康复服务。

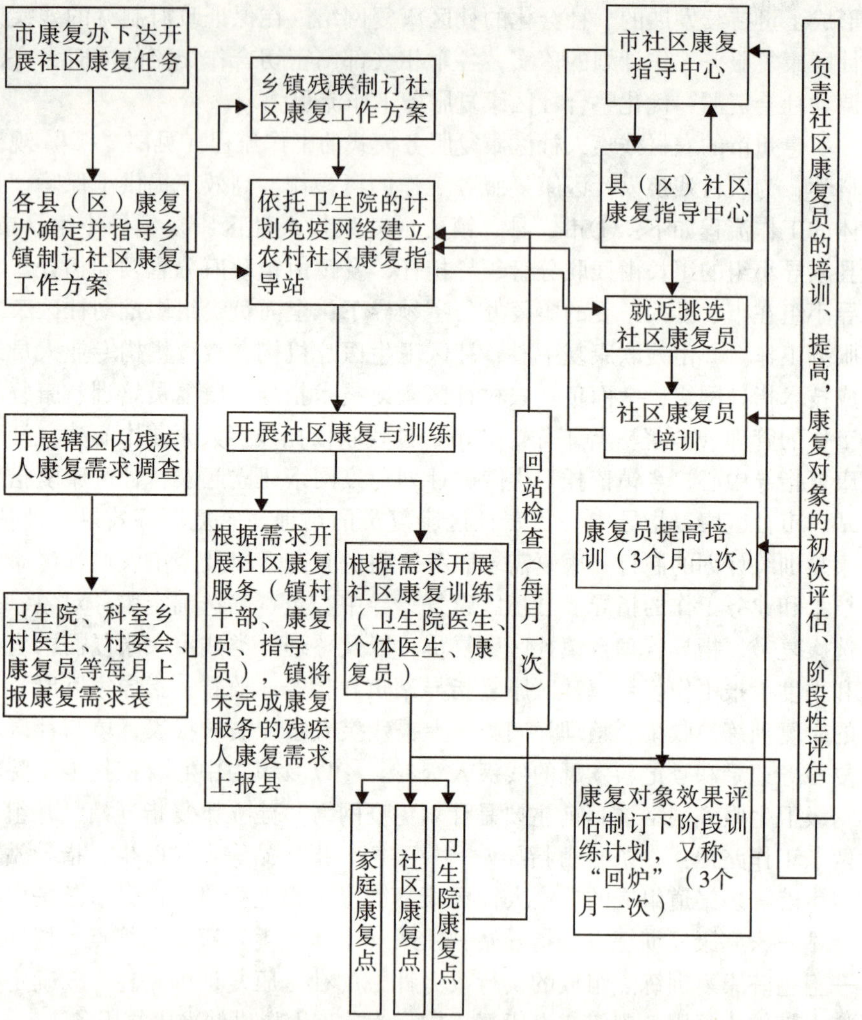

图2－2　惠州市的农村残疾人社区康复服务模式的工作流程

近年来，惠州市积极推进残疾人康复、教育、就业、社会保障、权益保障、信息化助残等专项服务工作，实施精准康复服务，进一步推动了残疾人社区康复服务工作的发展。2016年，惠州市委深化改革小组第十一次会议和十一届市政府常务会议通过了《惠州市职能部门服务清单（2016年版）》，其中惠州市残疾人联合会服务事项清单详细规定了残联各项事务的办理依据、申请条件、所需材料、服务流程、办理时限、收费标准、服务对象和责任科室等，各项事务流程具体详细、简单明了，方便了残疾人需求的满足。但是，惠州市的农村残疾人社区康复服务模式在具体推进过程中，也存在一些亟待解决的问题：一是因各部门具体负责的事项不同，残联与卫生部门间的合作有待加强，各部门资源互通的效果欠缺；二是康复员培训的标准化及准入机制、家庭康复如何提高效果需要进一步的研究。

为改进残疾人社区康复服务工作现存问题，加快推进残疾人小康进程，全面建成小康社会，惠州市残联将聚焦农村、欠发达地区和贫困、重度残疾人，健全残疾人权益保障制度和扶残助残服务体系，增加残疾人公共产品和公共服务供给，加快推进残疾人社会保障体系和服务体系建设。到 2018 年，残疾人权益保障制度基本健全，残疾人小康进程与全市全面小康进程相适应，共享全面小康社会成果。到 2020 年，残疾人社会保障体系、基本公共服务体系更加完善，残疾人事业与全市经济社会稳步协调发展，广大残疾人步入更高水平的小康生活。惠州市的农村残疾人社区康复服务发展的主要目标有：一是残疾人生活水平与生活质量显著提高，住房、养老、医疗、康复等基本需求得到满足，贫困残疾人实现脱贫，生活殷实、幸福、更有尊严；二是残疾人事业发展体制机制进一步完善，相关法律法规和政策不断健全，残疾人合法权益得到进一步保障，理解、尊重、关心、帮助残疾人的社会氛围更加浓厚；三是残疾人基本公共服务基础条件明显改善，全面实施“社区康园网络”品牌连锁化战略，建立以家庭为基础，社区为依托，机构为支撑的托养服务模式；四是政府工作效能进一步提升，社会扶残助残活力充分激发，残疾人主体作用发挥更加明显，创业创新成果丰硕；五是残疾人自身素质和能力不断增强，受教育和就业水平继续提高，精神文化生活更加丰富，社会参与更加广泛深入（具体指标见表 2－1）。

表 2－1　惠州市“十三五”残疾人事业发展主要指标

指标	目标值（%）	属性
1. 残疾人家庭人均可支配收入年均增速	> 6.8	预期性
2. 困难残疾人生活补贴目标人群覆盖率	> 95	约束性
3. 重度残疾人护理补贴目标人群覆盖率	> 95	约束性
4. 残疾人城乡居民基本养老保险参保率	100	预期性
5. 残疾人城乡居民基本医疗保险参保率	100	预期性

（续上表）

指标	目标值（%）	属性
6. 农村建档立卡贫困残疾人脱贫率	100	约束性
7. 农村贫困残疾人家庭存量危房改造率	100	约束性
8. 残疾人基本康复服务覆盖率	80	约束性
9. 残疾人辅助器具适配率	80	约束性
10. 残疾儿童、少年接受义务教育比例	97	约束性
11. 社区康园中心镇、街道建设覆盖率	100	约束性
12. 有需求的残疾人就业服务率	100	约束性

5. 深圳市龙岗区的残疾人国际社区康复服务模式

深圳市作为我国经济特区，在经济、政治、文化等方面有着得天独厚的优势，这为深圳市残疾人社区康复的发展提供了保障，也是深圳社区康复学习国际先进社区康复服务模式的条件。深圳市以龙岗区为残疾人社区康复工作试点，按照《残疾人权力公约》的精神和《社区康复指南》要求，遵循国际社区康复原则，秉承残疾人权利为核心理念，开展残疾人社区康复服务工作。20 世纪 90 年代，深圳市启动残疾人社区康复服务工作。“十一五”期间，深圳市的 6 个行政区均获得全国、全省残疾人社区康复示范区称号。2008 年，深圳市成为全国第一个通过残疾人“人人享有康复服务”目标检查验收的城市。深圳市在康复进社区、残疾人个案管理、居家助残，以及残疾通报制度上进行了积极探索，残疾人基本康复服务实现了全覆盖，全市各街道社区的残疾人服务设施、人才队伍、制度机制建设及专业化水准有了全方位的提升，这为与国际社区康复发展趋势接轨和全面深入开展残疾人社区康复服务工作打下了基础。

龙岗区作为深圳市的典范，按照国际社区康复最新理念，即“健康、教育、谋生、社会、增能”五部分的基本框架和“包容、参与、可持续发展、赋权、自我倡导和无障碍环境”等指导原则，以“从实际出发，着眼长远、立足常态、形成长效”为目标，以街道、社区为阵地，以家庭为依托，以专业评估转介和康复咨询服务员为纽带，建立残疾人医疗、康复、教育、就业培训、辅助器具、维权及文体等全方位的包容性康复服务和支持模式。龙岗区残疾人社区康复服务主要将居家康复、托养康复和购买服务康复三种方式结合起来，充分利用深圳市残联成立的市级残疾人评估转介中心，建立全市残疾人评估转介信息系统。龙岗区与市级信息系统成功对接，打通了市、区、街道、社区四级转介服务管道，实现了评估转介与服务流转、服务跟踪的有效衔接和运转。通过实施个案管理，为每一位服务对象建立电子档案，档案随服务流转，实施服务跟踪，做到了对康复对象的“全生涯”转介和服务，并可随时查阅康复现状。对于精神病患者的社区康复，借助项目搭建社区康复的工作机制，通过项目打造三级精防康复网络，以社区健康服务中心为康复服务的直接枢纽，形成“卫计委—精神卫生中心—区慢病院—社区健康服务中心—居委会”的模式。

龙岗区残疾人国际社区康复服务模式的运行需要依靠具体、可操作性强的工作流程（见图2－3），其主要流程有：①建立社区康复服务、技术指导、评估转介、辅具服务“四位一体”和家长培训、助残服务、专业人员继续教育等8项管理制度。②制定社区康复流程、转介服务标准、社区康复训练技术流程、职业康复工作流程、精神病人管理标准与规范、社区康复障碍与训练方法7项技术规范。③制定完善社区康复领导小组、康复技术指导组、康复咨询员、辅具适配员、就业指导员、社区精防医生、康复治疗师、心理咨询师、社会工作者、康复协调员10项有关制度。④统筹残联所属相关部门分别主管的业务，在“大康复”框架下分工合作，密切配合，并制定了服务指标。⑤市级残联所属各个服务机构全面对接基层，推进残疾人工作各项业务下沉社区。⑥将残疾人康复服务充分纳入社区服务框架之中，充分利用龙岗区现有资源，采取社会化方式，使残疾人既能得到与健全人一样的共性服务，也能得到残疾人的特殊服务。⑦整合卫生、民政、劳动、残联等部门以及社会组织资源，完善社区康复服务体系。⑧成立市级残疾人评估转介中心，建立全市残疾人评估转介信息系统，为每一位服务对象建立电子档案，档案随服务流转，实施服务跟踪，做到对康复对象的“全生涯”转介和服务，并可随时查阅康复现状。⑨技术指导组定期指导服务，定期组织专业技术培训，积极向政府有关部门申请编制、增加员额，充实基层专业技术力量。⑩设立市残疾人家长培训学校区分校和社区残疾人家长培训室，因地制宜，联系实际，分类施教，注重学以致用。

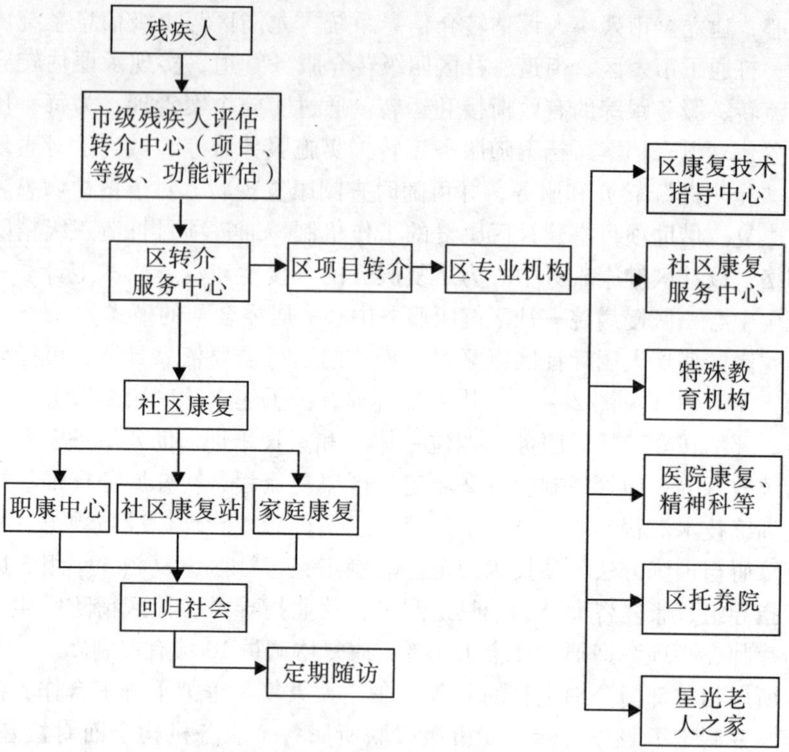

图 2-3　深圳市龙岗区残疾人国际社区康复服务模式工作流程

2012 年，按照国际社区康复“健康、教育、谋生、社会、增能”的基本框架和“包容、参与、可持续发展、赋权、自我倡导和无障碍环境”的原则，深圳市残联提出 12 项指标任务（见表 2-2）。2014 年，为进一步巩固发展残疾人社区康复成果，着力于完善残疾人居家康复服务体系，将融合康复向居家康复延伸，按照 ICF 理念与框架，为有康复需求的残疾人提供融合性居家康复服务。到 2016 年，龙岗区运用“互联网+”思维，搭建数字化服务平台，深化“大康复”服务内涵，遵循国际社区康复理念，使残疾人康复、教育、扶贫、托养、体育文化、社会保障及维权、无障碍环境建设等工作协调发展，残疾人的康复需求得到进一步满足。然而，我国在社区康复方面出现的问题是普遍存在的，特别是在深圳市这样经济发展水平高的地区，各方面的生活成本也较高，与之相对的是基层社区康复人才收入较低，因此，出现了基层康复人才有限、队伍稳定性差等问题。随着社区康复服务模式的发展、国际社区康复内涵的扩大，深圳市整体职能部门的服务流程未能相应得到进一步的优化、改进，由此带来的是多部门、多渠道服务资源整合不足，社会组织能力建设不足，社会力量参与有限，基层残疾人服务专业化与系统性有待提高等问题。

表 2-2　深圳市龙岗区残疾人社区康复服务指标

项目	服务指标
社区筛查、诊断	筛查、诊断率 95% 以上
转介服务	康复服务转介率 100%
档案服务	康复建档率 100%
康复治疗训练	100% 享有基本康复服务，80% 个性化康复服务需求得到满足
辅具适配	100% 享有基本型辅具适配，90% 个性化辅具需求得到适配
居家无障碍	100% 得到基本型的居家无障碍环境改造服务
职业康复	职业康复率 95% 以上
教育康复	实现儿童义务教育入学率 100%
托养服务	实现有托养服务需求的残疾人分类托养服务率 80% 以上
心理辅导	100% 得到心理健康服务
家长培训	家长学校或家长培训室设置率 100%
社区宣传	主要康复知识知晓率 90%

为此，深圳市在原有的社区康复服务模式上，完善配套各相关职能单位的服务体系，全面推进残疾人康复服务，具体包括以下九个方面：①以残疾儿童和持证残疾人为重点，实施精准康复服务。②支持社会机构之间的整合并购、资源优势互补，重点培育社会影响大、专业性强的残疾人康复服务机构。③深入开展残疾人社区康复服务，将社区康复纳入社区卫生服务范畴，推动基层医疗卫生机构普遍开展残疾人医疗、康复及辅具服务。④鼓励家庭成员为残疾人提供居家康复服务，相关部门开展居家康复知识技能培训，探索建立家庭成员居家康复服务补贴制度。⑤加大残疾人及其家属心理康复的干预力度，委托有资质的心理服务机构承接残疾人心理康复项目。⑥进一步发展残疾人辅助器具服务，建立健全市、区、街道、社区四级残疾人辅助器具服务网络，推动社区健康服务中心提供辅助器具服务。⑦提升残疾人教育服务，推进实施残疾人 15 年免费教育，完善

从学前教育到高等教育的残疾人教育体系。实施国家手语和盲文规范化行动计划，推广国家通用手语和通用盲文。⑧设立残疾人“心灵 e 站”，配备心理咨询师、康复治疗师，以及专业社工等人员，塑造残疾人自尊自强、乐观向上的精神风貌。建立 EAP（Employee Asistance Program）残疾人工作者“心灵 e 站”，为残疾人工作者提供舒缓压力、道德情操再造、充实知识，以及交流情感的综合服务平台。⑨优化残疾人文化体育服务，扶持残疾人艺术团体和体育团体建设。推广适合残疾人身心特点的健身康复体育项目。推进在公共文化场所配备适合残疾人使用的文化娱乐器材。加强无障碍环境建设，完善无障碍设施标识、语音及字幕提示。推进有条件的公共图书馆设置盲人阅览区域或阅览室。完善公共场所和公共交通工具等语音和文字提示，手语、盲文等信息无障碍服务，推动政府和公共服务机构网站无障碍改造。推动食品药品信息识别无障碍和电视节目加配字幕、手语，促进电信、金融、旅游、电子商务等行业为残疾人提供信息无障碍服务。

通过对国内残疾人社区康复服务实践的综述可以看出，我国残疾人社区康复起步较晚，尽管取得了一些成绩，但整体上还存在政策法律保障机制不健全、监管落实效果差、筹资机制落后等诸多问题。总体而言，国内的社区康复服务工作还只是刚刚开始，要想残疾人社区康复服务模式和康复体系能够成熟，形成可持续性较强的社区康复服务工作模式，就需要完善相关的政策和法律，形成现代化管理和运行机制，健全社会服务体系和稳定的筹资机制等。

（三）我国残疾人社区康复服务模式的特征：医学—社会模式

我国残疾人社区康复是在借鉴国际社区康复经验的基础上发展起来的。一方面，它在很大程度上受到国际社区康复理念的影响；另一方面，它在具体实施中又结合了我国残疾人现状、政府资源和社区发展等条件。因此，我国残疾人社区康复服务模式具有一些不同于国际普遍经验的特征。

一是政府主导，立法保障。从我国社区康复的发展历程可以看出，我国社区康复的发展是由政府主导推动并具体实施的，而且社区康复被纳入残疾人法规和政府发展规划中。这既保证了社区康复的权威性，也保证了社区康复在全国更有效地实施，最终形成了由政府主导实施的具有中国特色的残疾人社区康复服务模式。

二是自上而下与自下而上相结合。国际社区康复强调在社区发展中采用自下而上的方式实施社区康复服务，因为这更能体现和尊重残疾人的需求。但我国残疾人社会保障制度的不完善和残疾人社区康复发展的不成熟，决定了完全采用自下而上的方式不能有效解决残疾人的康复问题。因此，我国社区康复主要由政府决策，残疾人参与，是一种自上而下和自下而上相结合的社区康复服务模式。

三是仍集中于医疗康复领域。从立法层面来看，我国残疾人社区康复目前仍然主要集中在医疗康复领域，政府和社区的主要精力还是放在如何保证残疾人身体康复的问题上，没有扩展到社区层面的社会康复中。虽然我国残疾人事业在教育、就业等方面不断发展，但各级政府的发展规划仍没有把残疾人社会康复的发展列入残疾人社区康复的内容中。残疾人社区康复的各项内容中，除了医疗康复，其他方面还没有得到立法保障。

四是国际合作，中西结合。目前，一些国际残疾人组织如国际助残和克里斯朵夫国际防盲协会等，都已经介入我国残疾人事业，推动着我国残疾人社区康复服务的进一步发展。由国际组织在我国实施的残疾人社区康复服务项目比较接近国际理念，有助于残疾人多方面的发展，同时结合我国实际情况，形成中西结合的残疾人社区康复服务模式。

五是融合于社区卫生服务中。通过政府相关政策的安排，我国残疾人社区康复服务成功融入社区卫生服务中。这一方面充分利用了社区卫生资源，另一方面也在一定程度上解决了我国社区康复服务工作人员严重短缺的问题。这种结合能比较快速地扩大社区康复的服务对象，提高残疾人康复服务率，从残疾人到老年人和慢性病患者，形成一种覆盖全社区的资源共享模式。

（四）我国残疾人社区康复服务所面临的问题

我国残疾人社区康复服务尽管取得了较大进步，但仍面临诸多挑战与问题。

第一，我国农村残疾人社区康复挑战大。我国残疾人社区康复长期以来多数在城市（尤其是大中城市）开展，而在广大农村还有待进行积极而有效的推广。尽管有一些农村试点项目，但为数不多。鉴于全国 70% 以上残疾人生活在农村，他们的处境明显不如城市残疾人，对康复的需求更迫切。而农村开展社区康复的各类资源又非常有限，使得农村残疾人社区康复服务工作的推进难度更大。因此，向农村努力推广普及残疾人社区康复，是我国当前必须面对的一个严峻挑战。

第二，我国残疾人社区康复建设质量有待提升。我国许多地方的残疾人社区康复项目建设都存在重规模、重数量，而忽视质量的保证和提高，忽视试点经验有计划、有步骤地推广等问题。同时，一些地区也比较忽视试点项目本身的深入持久的发展，仍然以完成行政任务作为基本目标。因此，加强残疾人社区康复服务能力和项目建设质量，努力从管理、技术、资源配置上保证和提高我国残疾人社区康复建设质量，推进我国残疾人社区康复深入持久的发展，是今后必须常抓不懈的一项重要任务。

第三，我国残疾人社区康复工作偏重医疗康复，社会康复能力不足。我国多数残疾人社区康复服务发展的工作重心仍偏重在医疗康复方面。减贫、促进机会均等和社会融合等社会康复工作则放在社区层面上，并没有太大起色，从包容和发展的方面推动残疾人社区康复事业的发展，则还有相当大的差距。因此，尽快推动我国社区康复服务模式真正实现向医学—社会模式转型，由偏重医学康复转向全面实现社会康复，从认识上到工作上都要转变到社会模式的轨道，这是当前我国残疾人社区康复的一个巨大挑战。另外，社区康复的资源和基础性建设仍较薄弱，社会康复能力明显不足，不能充分保障和支撑社区康复的有效实施。社区康复的核心资源如人力资源方面，严重缺少经过培训的合格的康复人员、社工人员和管理人员，其数量及质量明显不足。

第四，我国残疾人社区康复服务工作体系有待健全。社区康复服务是一项系统工程，涉及社会多个方面。我国残疾人社区康复服务工作的方法体系有待建立和完善，这是进一步有效推动我国残疾人社区康复服务发展的基础。尽管我国已培育了一批残疾人社区康复示范区，但探索残疾人社区康复最佳营运方法才刚开始，不少地方的残疾人社区康复服务项目收效甚微，除了认识上和态度上的制约因素外，也与没有掌握好管理和运营残疾人社区康复所需的特有方法有密切关系。国内外的经验和案例表明，做好残疾人社区康复要靠科学发展的方法（调查研究、评估、以实证实效为依据），以及社会学和社会工作的方法、群众工作和基层工作的方法等，这些方法构成了我国残疾人社区康复服务工作方法体系。建立和推广实施有效的方法体系，是有效开展残疾人社区康复服务的关键，而这正是我国亟待解决的突出问题。

第三章　广州市残疾人社区康复服务的历史与成效

广州市作为国内最早开展残疾人社区康复服务工作的城市，有着较长的残疾人康复服务历史，并率先在国内进行了诸多机制和做法的创新，且取得了良好的成效，一直是国内其他城市学习的样板。

一、广州市残疾人社区康复服务的发展历史

广州市是广东省的省会，是副省级市、国家中心城市，现辖有越秀区、荔湾区、海珠区、天河区、白云区、黄埔区、南沙区、番禺区、从化区、花都区和增城区共 11 个区，总面积为 7 434.4 平方公里。2017 年年末，广州市常住人口为 1 449.84 万人，其中户籍人口为 897.87 万人。据 2007 年全国残疾人抽样调查数据显示，当年广州市残疾人口总数为 521 200人，占总人口的 5.26%。近十年来，虽然广州市的社会、经济和残疾人事业发展取得了令人瞩目的成绩，但由于种种原因，2016 年，广州市户籍人口中仍有大约 15 万残疾人，其中各类持证残疾人有 88 568 人。

（一）20 世纪残疾人康复服务的探索及稳步发展时期

毫无疑问，如何满足残疾人群体医疗、教育、就业等需求，改善和提高他们的生存质量与社会地位，是建设和谐广州的内在要求，也是广州市社会经济发展过程中面临的一个重大问题。新中国成立以来，尤其是改革开放以来，广州市历届政府都高度重视残疾人事业的发展，开展了大量卓有成效的工作。近几十年，国外残疾人康复的历史与经验表明，康复是残疾人参与社会的基础与前提，而残疾人社区康复是实现残疾人全面康复的重要方式和途径。广州市与时俱进，成为我国率先开展残疾人社区康复服务工作的地区之一，在长期实践中不仅积累了丰富的经验，而且形成了极

具特色的康复服务模式。

1986 年，我国参加世界卫生组织举办的“现代康复原则计划与管理培训班”，并选择广东省广州市和从化市（时为广州市代管的县级市）、山东省招远县、吉林省梨树县和内蒙古自治区科尔沁左翼中旗作为首批试点单位，开始了对残疾人社区康复服务工作的探索。当时，广州市、从化市的残疾人社区康复试点，均以世界卫生组织颁布的《在社区训练残疾人》为指引，在基层（包括家庭）对肢体残疾人进行功能恢复训练。这种以具体项目促进残疾人康复的方式，具有简单、易行的特点，短期效果也极为明显。1987 年在吉林省长春市召开的全国社区康复试点工作会议及 1991 年在广州市召开的“西太平洋地区国家间关于社区康复的计划和管理研讨会”上，广州市代表向与会人员介绍了广州市残疾人社区康复试验的相关经验与成效。作为广东省首家残疾人社区康复试点单位，广州市残疾人社区康复中心的工作成效对此后残疾人社区康复在全省的逐渐开展产生了一定的示范作用。

限于历史条件，探索期的广州市残疾人社区康复服务工作主要由卫生部门推动，以医疗康复项目为突破口，其中一些项目获得了世界卫生组织的资助与指导。虽然它表面上立足于基层或家庭，但在具体实施过程中对基层组织与家庭的依托并不强，更谈不上对社会资源的整合。从严格意义上说，探索期的广州市残疾人社区康复试验仍囿于传统的医疗机构康复模式，更确切地说，它只是机构康复服务在社区层面的一种延伸，缺乏可持续性。如何突破机构康复模式，进而建立真正依托基层组织与家庭的残疾人社区康复服务模式，仍是一个亟须解决的问题。

1988 年，残疾人康复被纳入国家发展规划，当时实施的《中国残疾人事业五年工作纲要（1988—1992）》，以公立康复机构为主导开展抢救性的“三项康复”，以进一步探索在基层开展残疾人康复服务工作的方法。1990 年，中国残联颁布的《中国残疾人事业“八五”计划纲要》正式把社区康复作为独立实施的配套方案纳入其中，“八五”期间（1991—1995 年），全国共有 62 个市、县开展了社区康复示范工作。与此同时，为推进残疾人社区康复工作的发展，中国残联在全国范围内强化了各级残疾人组织与康复机构的建设工作。

1989 年，广州市残联正式成立。此后，越秀区、荔湾区、海珠区、天河区、白云区等区级残联以及部分街道、社区的残联和残疾人协会也相继成立。作为集残疾人自身代表组织、社会福利团体和事业管理机构为一体的残疾人事业团体，广州市残联拥有广泛的基层组织网络，因而在推进残疾人社区康复事业发展中具有得天独厚的优势。广州市残联下设残疾人康复处，各区残联下设康复科，它们全权负责组织制订和实施广州市残疾人康复工作计划；指导和协调残疾人康复机构的业务工作，指导残疾人社区康复服务工作；组织开展残疾预防辅导工作，推广科技成果在康复领域的应用；指导残疾人用品的开发、供应、服务；开展有关学术交流；组织康复人才培训等。此外，广州市人民政府残疾人工作委员会（以下简称“残工委”）办公室也设在广州市残联，全权负责广州市人民政府残工委的日常工作。

“八五”“九五”的十年期间（1991—2000 年），广州市遵照国家和广东省有关残疾人社区康复的规划与要求，在所辖区域内开展了白内障复明，低视力康复，聋儿康复，麻风畸残康复，少年与成年智力残疾人康复训练，盲人行走定向训练，残疾人用品、用具供应服务等一系列残疾人康复、训练与服务项目。其间，广州市天河区与东山区（现已并入越秀区）曾作为中国残联少年智力残疾人康复训练、成年智力残疾人康复训练和盲人行走定向训练试点单位。

在这一系列康复、训练和服务项目的实施过程中，广州市在如何为社区康复提供技术指导与人才培训，如何在城镇与农村开展社会康复工作，如何建立社会化的社区康复服务体系，如何协调机构康复与社区康复的关系等方面进行了有益的探索。为加强对残疾人社区康复的技术指导，1993 年，广州市残疾人康复中心正式成立。此后，各区也纷纷建立了残疾人康复中心。它们定期举办一系列基层康复员培训班，深入社区进行残疾人康复示范与指导。同时，广州市残疾人康复中心作为综合性定点康复机构，也是为全市各类残疾人提供康复与训练服务的最重要平台。在具体实践中，广州市东山区（现已并入越秀区）等在充分发挥区康复中心技术资源优势的同时，还强化了专家型的技术指导在技术网络中的作用，在康复方案的确定与康复效果的评估等环节，邀请辖区内医院、专业康复机构和专家学者参与工作。

海珠区、越秀区、荔湾区等人口密集，医疗技术资源相对优越的老城区，在残疾人社区康复的探索中积累了不少宝贵的经验。例如，荔湾区逢源街建立了街道、社区二级网络，13 个社区居委会都成立了残疾人协会，通过残疾人协会密切联系残疾人，充分发动残疾人及其家属积极参与社区建设和社区康复工作。为了建立社会化的康复服务体系，逢源街创造性地以慈善会为龙头，广纳各种社会资源。例如，它与广州市部分医学与卫生学校建立了密切的合作关系，组织大批教师与学生长期参与社区志愿者服务活动，为残疾人提供康复指导与心理疏导；它与香港福利机构邻舍辅导会成功合办了康复中心，借鉴与引入香港方面的康复训练理念、技术与器械，对弱能人士提供免费的康复培训；此外，它也曾尝试引入第三方机构对社区康复效果进行评估。

尤其值得一提的是，为寻求在农村地区开展残疾人康复的可行方式，"九五"期间广州市残联康复处下设的残疾人社区康复服务指导部在白云区良田镇、从化区街口镇、增城区中新镇、花都区芙蓉镇进行试点。基于广州市农村地区的社会、经济与卫生发展状况，村医具有担任基层康复员的两个有利条件：①村医生活和工作地点都在村里，熟悉和了解残疾人家庭与残疾人的康复需求，符合开展社区康复需要利用社区资源，为残疾人提供就近就地康复服务的要求。②大部分年轻村医都有正规的医学院校医学教育背景，具有一定的医学基础知识和良好的职业素质，他们希望通过学习获得更多的康复医学知识，增加服务项目，提高服务质量与经济收入。因此，农村社区康复服务工作应以村医队伍为康复技术骨干。广州市残疾人社区康复服务指导部还对农村地区残疾人康复服务工作如何依托村委会、如何利用原有的农村卫生机构资源等问题作了调研，这些探索为此后广州市出台有关农村社区残疾人康复的相关政策奠定了基础。

（二）21 世纪进入残疾人康复服务的快速发展时期

经过"八五""九五"的十年探索，广州市基本奠定了政府主导，残联、民政、卫生、教育等多部门参与，依托社区基层组织、残疾人及其家庭的社区康复格局，社会化的社区康复训练与服务体系初具雏形。但由于缺少必要的人力、财力投入，这一时期广州市残疾人社区康复的基础设施与技术资源都十分薄弱，尤其是基层，只有极少数社区建立了康园工疗站或康复站等固定的康复场所。2004 年，广州市统计局、民政局、卫生局、残联曾共同发起对辖区内持证残疾人的全面调查。何小英等人基于残疾人社区康复方面的调查数据，对广州市的社区康复效果进行了统计分析，结果显示：广州市残疾人社区康复以居家康复为主（63%），到社区康复站及其他基层医疗机构的不多（37%）；康复操作者主要为残疾人本人及家属（61%），由医务人员操作的比例只占 34% 左右，其他约占 5%；康复效果不理想的比例相当高，约占调查总数的 49%。虽然导致这一状况的原因错综复杂，但最根本的原因之一就是残疾人社区康复缺乏稳定的操作平台和可持续的长效机制。

随着我国社会经济的快速发展与综合国力的增强，21 世纪后，我国政府增强了对社区建设以及残疾人康复事业的支持力度。2000 年，国家正式颁布《民政部关于在全国推进城市社区建设的意见》。以此为契机，2002 年，我国民政部、财政部、卫生部、教育部、公安部和残联共同发布《关于进一步加强残疾人康复工作的意见》，将残疾人社区康复纳入社区建设规划之中，强调要全面推动残疾人社区康复事业的发展，并把它作为解决残疾人康复、机会均等、减贫和社会包容等一系列问题的社会发展战略。2005 年，我国政府将残疾人社区康复正式纳入城乡基层卫生服务，很大程度上为残疾人社区康复提供了医疗卫生资源保障。

为贯彻实施 2002 年国家六部委《关于进一步加强残疾人康复工作的意见》，2003 年广东省政府制定了《关于进一步加强全省残疾人康复工作的意见》，明确提出了未来十年广东省残疾人康复工作的总体目标：①到 2005 年，珠江三角洲地区有康复需求的残疾人 90% 得到康复服务，其他地区的城市和县城有康复需求的残疾人 70% 得到康复服务，农村有康复需求的残疾人 50% 得到康复服务，全省学龄前的残疾儿童“人人享有康复服务”。②到 2010 年，珠江三角洲地区提前实现残疾人“人人享有康复服务”的目标，其他地区的城市和县城有康复需求的残疾人 95% 得到康复服务，农村有康复需求的残疾人 80% 得到康复服务。③到 2012 年，全省实现残疾人“人人享有康复服务”的总体目标。

在国家与广东省有关残疾人康复工作宏观政策的指引下，广州市残疾人社区康复进入了一个快速发展时期，这突出地反映在以下两个方面：

其一，大规模开展社区康复基础设施与平台建设。残疾人社区康复是以社区和家庭为基础开展残疾人康复服务的工作形式和途径，它与机构康复的显著不同在于经济实用、简便易行，能够及时为残疾人提供就近就地的基本康复服务，并在必要时将残疾人转介至上层康复机构。社区康复能否充分开展，很大程度上取决于社区本身是否拥有稳定的康复场所与平台。从 2005 年开始，广州市逐渐加大了社区残疾人康园工疗站、社区康复站、社区服务中心等社区康复平台建设的力度。截至 2010 年，以城镇社区居委会和乡镇为单位，康园工疗站与社区康复站建站率分别达到了 70% 和 50%，康复员配备率分别达到了 70% 和 50%。目前，越秀区、荔湾区、海珠区、天河区、白云区、黄埔区、番禺区、南沙区、花都区、从化区、增城区均建立了精神康复综合服务中心，所辖街道与社区基本上都建立了残疾人康复站、康园工疗站、家庭综合服务中心等残疾人社区康复服务平台。与此同时，广州市进一步完善了市、区两级残疾人康复中心的基础设施建设，并将它们打造成了残疾人社区康复的技术资源中心。

正是依托这些平台，并整合社区卫生服务中心、社区医院和其他康复机构的资源，广州市残疾人社区康复服务能力有了实质性的提高，基本建立了一个覆盖城乡的残疾人社区康复服务网络，不同程度地涵盖了残疾人康复需求调查、康复医疗服务、训练指导服务、心理疏导服务、康复知识普及服务、咨询转介服务六大类别。残疾人社区康复基础设施与平台建设，也使广州市得以根据中央政府与广东省政府的发展规划，在所辖区域内顺利实施一系列社区康复项目与重点工程，惠及成千上万残疾人及其家庭。

其二，残疾人社区康复的社会化程度不断提高。“九五”期间，国家明确指出，要充分利用社区资源、动员社会力量，以政府主导、部门配合、社会参与的社会化方式广泛开展残疾人社区康复工作。广州市是广东省乃至全国社会经济较为发达的地区之一，辖区内高校云集、医疗卫生资源丰富、公民参与慈善公益活动意识较强、民间社团组织和社会服务机构发育较好，十分有利于以社会化方式开展残疾人社区康复工作。近十几年来，广州市在政府主导下，采取灵活多样的方式引导、吸纳各种社会力量参与残疾人社区康复工作。例如：广州市康园工疗站服务中心作为广州市残联直属的大型公益性福利服务机构，以政府购买服务的形式实行行业管理，为精神或智力残疾人提供日间托管、康复训练和辅助性就业服务。2007 年 3 月，康园工疗站服务中心经市民政局核准为民非企（法人）单位，负责统筹、协调和指导全市康园工疗机构的业务运作。截至 2010 年 8 月底，全广州市已成立 12 个区（县级市）康园工疗站服务中心，建成 152 个街（镇）康园工疗站，共接纳 4 200 多名精神或智力残疾人入站进行康复训练和接受辅助性就业服务，并提供了 400 多个社区公益性就业岗位，产生了良好的社会效益。同时，广州市着力培养了一批民办康复服务机构，鼓励企业捐助社区康复机构，邀请医疗机构与专家学者参与残疾人等级评定、康复需求与康复效果评估工作，组织大批义工与志愿服务者深入社区普及康复知识、帮扶残疾人士等。

此外，在具体实践中，广州市及下辖各区因地制宜，在残疾人社区康复法规制定、康复服务供给、康复服务模式与康复保障机制建立、康复工作队伍建设、康复工作管理与监督等方面进行了大量探索，其中的一些创新在全国范围引起了积极的反响。例如，2012 年广州市残联颁发了《广州市推进残疾人社区康复站建设及规范社区康复服务实施方案》，此方案目前仍然是全国唯一的残疾人社区康复站建设规范。这一规范性文件获得了中国残联与广东省残联的高度认同，并在全国和全省范围内全文转发；广州市精神康复综合服务中心开展的咨询、转介、辅导、个案、危机介入“一站式”综合服务，被中央电视台制作成专题节目，在新闻频道——《新闻直播间》四次滚动播出。早在 2008 年，广州市海珠区与萝岗区的康复社区就被命名为国家级“残疾人社区康复示范区”，从化区与越秀区的康复社区也获得了广东省“残疾人社区康复示范区”称号。2012 年，广州市成为全国残疾人社区康复示范城市之一。目前，广州市残疾人社区康复基本实现了“康复进社区，服务到家庭”，是全省率先实现残疾人“人人享有康复服务”的地区之一。

尤其值得关注的是，在广州市残疾人社区康复近 30 年的历史发展过程中，残疾人组织发挥了举足轻重的作用。众所周知，我国的国情与政治体制决定了党和国家政府在社会、经济、文化等领域都发挥着主导作用，残疾人社区康复概莫能外。中国残联及其下属各级基层组织既代表残疾人群体的社会团体，同时也兼具政府职能。广州市残疾人组织结构健全，分布广泛，基层残疾人工作者队伍十分稳定。截至 2010 年，全市 165 条街（镇）均建立街（镇）残联，配街（镇）专（兼）职理事长、社区残疾人专职委员，成立社区残疾人协会 1 395 个，占社区居委会总数的 95. 6%；成立村残疾人协会 747 个，占村委会总数的 61. 2%。因此，广州市残联及所辖各区残联在政府主导的格局中有效扮演了参与者与管理者的双重角色。

一方面，广州市残联及下属各级残联、残疾人协会、残疾人康复中心以及社区康园工疗站、社区康复站等基层康复机构是残疾人社区康复服务最为积极与强大的力量，甚至可以说扮演着龙头的角色。长期以来，广州市残联始终把残疾人康复作为永恒的工作主题，不断加强和完善自身系统内康复机构与场所建设，在残疾人社区康复的各个领域，充分利用自己的组织、技术与人力资源开展工作。由于残联、残疾人协会本身是联系残疾人的纽带，因而它们在依托残疾人及其家庭开展社区康复工作方面，比民政、卫生、教育等其他相关部门更具优势。在一系列残疾人社区康复项目的实施过程中，残联及残疾人协会尽可能吸收部分具有一定能力的残疾人或其家属参与。本课题组在实地调研中发现，在基层康复人才队伍中，许多人是已康复的残疾人或来自残疾人家庭，例如，社区康复站的康复管理员与康复协调员，部分为残疾人或者来自残疾人家庭。2007年广州市颁布的《关于推进残疾人康园工疗机构建设的意见》强制规定，在区、街（镇）康园工疗站聘任的工作人员中，残疾人或其直系亲属的比例不得低于50%。

毫无疑问，由部分残疾人或其直系亲属承担残疾人社区康复工作，十分有利于残疾人社区康复工作的开展，因为他们往往比其他人更能理解残疾人的身心痛楚，更容易获得残疾人群体的信任。当然，这本身也是帮助残疾人融入社会的重要途径之一。广州市残联及残疾人在社区康复中扮演的角色，与国际社会强调残疾人组织和残疾人在社区康复中的自主性理念十分吻合，这是广州市残疾人社区康复的一大特色。此外，在残疾人社区康复项目的开办上，广州市残联基于自身的实际条件，偏向选择残疾人康复训练、心理疏导等方面项目，并努力打造了自己的特色产品。

另一方面，广州市残联及各区残联作为政府的职能部门之一，扮演了社区康复规划、组织、管理与协调者的角色。广州市残联在制订“十五”“十一五”“十二五”残疾人事业发展规划时，将残疾人社区康复置于重要地位，并制订了各个时期专门的残疾人社区康复配套方案。事实上，近十几年广州市政府出台的一系列有关残疾人社区康复的法规、政策与措施，基本出自广州市残联。残疾人社区康复涉及众多领域，需政府各部门及社会力量的广泛参与，如何协调、整合各种力量与资源，平衡它们之间的利益关系十分重要。广州市人民政府残工委应运而生，但其办公室设在广州市残联康复处，由市残联主持市人民政府残工委的日常工作。在广州市残疾人社区康复组织管理网络与办公室负责机制的运行中，残联实际上扮演主角，尤其是社区层面的康复管理工作，主要是依托街（镇）残联与社区（村）残疾人协会。

二、广州市残疾人社区康复服务的工作成效

（一）制定了一系列相关政策

经过近30年的探索与实践，广州市残疾人社区康复服务工作积累了宝贵经验，取得了显著成效，具体反映在以下几个方面：①制定了一系列相关政策、规划和可操作性措施，为社区康复的科学化、规范化发展提供支

持。②在残疾人社区康复发展的不同阶段，广州市政府依据国家和广东省有关残疾人社区康复的相关文件，并结合广州市情制定了残疾人事业发展政策与规划。从1991年起，广州市连续几个残疾人事业发展规划都将社区康复纳入其中，不仅明确了社区康复在残疾人康复中的基础与中心地位，而且制订了配套的实施方案。例如，《广州市残疾人社区康复工作“十一五”实施方案》，对“十一五”期间社区康复的任务指标、应采取的主要措施、质量控制、经费使用、检查统计等方面，都作了明确详细的规定。

为推动残疾人社区康复各方面的具体工作，广州市政府及相关职能部门相应颁布了一系列针对性的文件。例如，为全面推动和规范残疾人社区康复场所建设，相继出台了《广州市推进残疾人社区康园工疗站建设方案》《广州市推进残疾人社区康复站建设及规范社区康复服务实施方案》《广州市残疾人社区康复机构建设规范》《广州市推进残疾人居家康复训练工作实施意见》《广州市社区精神康复综合服务中心建设方案》等文件。为公平、有效地利用残疾人社区康复经费与资源，制定了《广州市残疾人康复资助工作管理办法》《广州市残疾人康复经费管理办法》《广州市残疾人社区康复定点资助机构管理办法》等文件和法规。此外，广州市还将残疾人康复工作与残疾人扶贫工作关联起来，对一些贫困残疾人的康复给予特殊政策关照。在此基础上，各区政府和相关康复机构也因地制宜地制定了一系列相应措施。这一系列政策与法规的制定，为广州市残疾人社区康复的健康发展提供了政策支持与制度保障，使各相关康复机构的工作有法可依，有章可循。

（二）基本建立了社会化的社区残疾人康复服务体系

“九五”期间，我国政府明确指出，要逐渐建立和不断完善社会化的社区康复服务体系，以推动社区康复在我国的全面发展。社会化的社区康复服务体系包括组织管理网络、技术资源网络与康复服务网络三个有机组成部分。近20年来，广州市残疾人社区康复始终坚持社会化的工作方式，基本建立了社会化的社区康复服务体系。

1. 组织管理网络

广州市及下辖各区分别建立了由政府牵头主导，残联、民政局、卫生局、教育局、公安局、妇联等部门和社会代表参与的残工委，并由常设的残工委办工室负责社区康复服务工作的组织管理和实施，由此形成了全市残疾人社区康复组织管理网络与办公室负责工作机制。各参与部门将残疾人社区康复纳入本部门相关工作范畴，充分发挥本部门职能，在各领域积极开展残疾人社区康复服务工作。各区康复办充分发挥协调作用，组织各相关部门按国家与广东省要求，开展一系列有针对性的、简单易行的康复项目，同时整合各相关部门与社会力量实施重大康复工程。如前所述，在这多部门联动的办公室负责工作机制中，残联因其自身广泛的基层组织网络而扮演重要角色。事实上，在具体实践中，许多区构筑了区康复办公室—街（镇）残联—社区（村）残疾人协会三级康复组织管理网络。广州市相对健全的社区康复组织管理网络，确保了各个时期全市社区康复规划能够自上而下地得以落实。

2. 技术资源网络

残疾人社区康复服务工作极具专业性与技术性，对相关康复机构资质与从业人员素质都有很高要求，因此它需要一定的技术资源来支撑。从1993 年起，广州市相继建立了市、区两级残疾人康复中心，并不断完善其基础设施，加强规范化管理。残疾人康复中心的基本职能之一就是为残疾人社区康复服务网络建设制定技术标准、提供技术指导；对残疾人社区康复从业人员进行技术培训，对康复服务的效果进行评估。广州市依托市、区两级残疾人康复中心，整合区域内医科院校、医院、康复专科医院、医学会等其他相关机构的康复技术资源，建立了残疾人康复技术指导中心或指导部，其成员经常深入基层开展康复技术示范与指导，或者集中培训基层康复人员。在具体开展诸如低视力康复、聋儿康复、少年与成人智力残疾人康复等一系列残疾人康复项目过程中，市、区两级康复技术指导中心筛选专家组成项目技术指导组，制定项目实施的技术路径，推广专项康复技术。

3. 康复服务网络

“九五”以来，广州市坚持以市级各类公办康复服务机构为龙头，各区（县级市）残疾人康复中心为骨干，街镇社区卫生服务机构、各类残疾人康复服务机构、残疾人社区康复站为基础，残疾人及其家属、志愿者广泛参与的基本原则，努力构建与社会医疗保障网络相衔接，又能满足残疾人各类康复需求的、覆盖各类残疾人的康复服务网络。在政府相关政策与财力支持下，市、区两级残疾人康复中心的规模不断扩大，服务能力不断增强；社区卫生中心开展康复服务的比重也有所提高；康园工疗站等一批集康复、教育、职业培训和庇护性就业为一体的基层康复服务机构纷纷建立。目前，全市各区已建立了 12 个精神康复综合服务中心、181 个社区康复站和164个康园工疗站。与此同时，广州市建立了民办康复服务运营资助机制，通过政府购买服务等多种方式，发动社会力量，扶持和鼓励民办残疾人康复服务机构的建立，从而初步形成了一个由点及线、由线及面的残疾人社区康复服务网络，为社区残疾人开展康复知识、技能培训，组织娱乐、工疗等活动，提供日间照料、功能训练指导等多种康复服务。

社区康复服务网络运转机制流程如下：通过需求调查、服务衔接、具体服务、跟进回访四个流程，完成残疾人社区康复服务工作。具体由社区康复协调员承担入户调查，并填写《残疾人服务档案》，按照残疾人康复需求，协助残疾人办理康复资助手续或转介到相关服务机构。机构提供服务后，填写服务和训练档案，定期跟进回访。为提高残疾人社区康复服务网络运行的效率，广州市建立了残疾人社区康复信息系统和残疾人康复资助审批系统。残疾人社区康复服务的各个环节和信息全部在这两大信息系统中呈现，这两大信息为残疾人社区康复服务工作提供信息保障和流程衔接保障，也让残疾人社区康复服务的整个流程更加透明。

（三）建立了残疾人社区康复服务保障机制

残疾人因身心功能性障碍导致社会失能，丧失了许多参与社会的机会，使得他们接受教育的程度、就业率、收入和自理能力普遍较低，属于社会弱势群体。在世界范围内，残疾人群体与贫困群体休戚与共，互为因果。本课题组对2016、2017年广州市持证残疾人的基本情况进行了调查，结果显示：残疾人教育水平多为小学或中学水平，具有大专以上教育水平者不足5%（见表3－1）；整体就业率为20%左右（见表3－2）；生活来源靠家庭供养者比例极大（见表3－3）。因此，在全球范围内，许多国家的残疾人群体除享受正常人享受的社会保障外，还享有专门针对残疾人群体的各种专项社会保障。

表3－1　广州市2016年与2017年持证残疾人教育水平分布

年份	教育水平				
	文盲（人）	小学（人）	初中（人）	高中（专）（人）	大学及以上（人）
2016	7 052	31 406	26 502	14 626	4 056
2017	4 565	19 894	18 080	70 751	3 191

表 3－2　广州市 2016 年与 2017 年持证残疾人职业分布

年份	职业				
	就业（人）	未就业（人）	务农（人）	非就业农民（人）	退休（人）
2016	12 879	38 775	11 159	7 400	17 519
2017	8 491	23 834	7 686	5 133	13 982

表 3－3　广州市 2016 年与 2017 年持证残疾人生活来源情况分布

年份	生活来源				
	个人所得税（人）	家庭供养（人）	社会救助（人）	低保险（人）	五保供养（人）
2016	30 842	42 703	1 667	8 980	394
2017	22 274	26 119	1 261	6 134	258

21 世纪以来，我国政府将残疾人康复工作与扶贫、减贫工作有机联系在一起，把残疾人康复视为脱贫、减贫的一种重要途径和手段。因此，国家在全力推动社会保障、残疾人社会保障体制建设的同时，鼓励部分条件成熟、财力物力较好的省市积极建立残疾人康复保障与资助制度。《广东省残疾人事业“十一五”发展纲要》将建立残疾人康复保障与资助制度，作为未来深化全省残疾人康复工作的一个方向。近十几年来，广州市除大力加强残疾人社区康复基础设施和机构建设外，还逐渐将部分残疾人医疗康复项目纳入城镇职工基本医疗保险、城镇居民基本医疗保险、新型农村合作医疗保险的范围；残疾人社区康复服务也曾一度纳入社区基本公共卫生服务包的绩效考评范围。这在很大程度上为残疾人社区康复服务的发展提供了财力保障。

但是，由于各种现实原因，残疾人社区康复服务的许多项目，尤其是康复训练项目尚不能纳入基本医疗保障的范围。因此，广州市从 2010 年起开始建立残疾人康复资助制度。经过七年发展，目前，残疾人康复资助项目已包含四大类：医疗康复资助、机构康复训练资助、残疾人基本型辅助器具适配资助、残疾人办证资助，具体可再细分为 15 个资助项目。2016 年 9 月，为缓解残疾人医疗康复费用高、负担重的问题，广州市出台相关法规，进一步将以治疗性康复为目的的残疾人医疗康复项目纳入残疾人康复资助保障范畴。到现在为止，纳入残疾人康复资助范畴的医疗康复项目共计214项，首批医疗资助定点机构为55家，是国内首次大规模将残疾人康复医疗项目纳入残联系统业务资助的城市。同年，广州市还提高了残疾人居家康复资助的标准。广州市门类齐全、覆盖相对全面的残疾人康复资助体系，为残疾人社区康复服务网络的运行与扩张提供了保障。目前，广州市绝大部分持证残疾人均享有社会保障或康复资助，只有极少数费用自理，2016年、2017年的持证残疾人费用自理比例仅占4%，如下图所示。

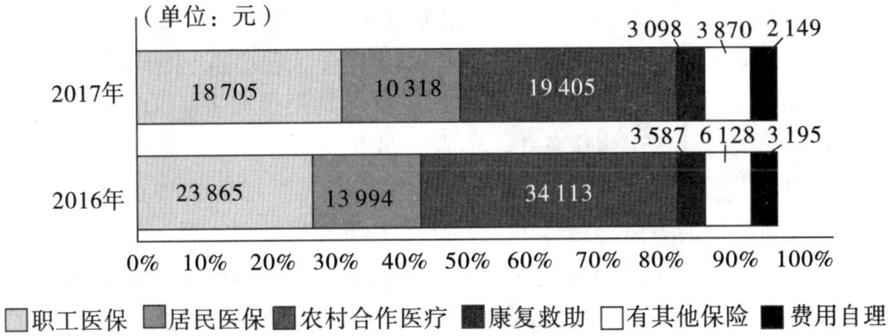

广州市2016年与2017年持证残疾人康复费用支付情况分布图

（四）构建了一支多层次的残疾人社区康复服务队伍

残疾人社区康复服务的目标与多元化内容，决定了它是一项需要多部门参与和相互协作的系统工程。从广州市残疾人社区康复服务体系的角度来看，残疾人社区康复服务队伍可简单划分为组织管理、技术指导与康复服务三类。其中，组织管理队伍人员主要来自各级政府及残联、卫生局、教育局、民政局等政府残疾人康复工作委员会的成员单位。以广州市残联为例，市、区、街（镇）残联均有负责残疾人社区康复管理工作的专职或兼职人员，应该说，这是一支稳定、高效的团队。技术指导队伍人员主要来自市、区两级残疾人康复中心，医院，医学院，医学卫生会，社区卫生中心等医疗、康复机构及医学团体，他们基本上是国家政府或事业单位体制内人员（财政预算编制成员），具有稳定可观的收入和较高的业务素质。康复服务队伍最为庞大，人员构成与来源也相对复杂。目前，广州市残疾人社区康复服务网络运行所需人才又可细分为两类：一类是负责残疾人康复需求调查与服务衔接的康复协调员，另一类是直接为残疾人提供各类康复服务的医生、康复员或康复治疗师。关于康复协调员队伍的建设，2009年，广州市残疾人康复工作委员会在《关于加强残疾人“人人享有康复服务”创建工作的实施意见》中曾有明确要求和规范，目前各社区或街道基本配置有兼职的康复协调员。直接为残疾人提供康复服务的人员是以医疗康复服务项目为主的医生，他们主要来自市、区两级残疾人康复中心和专业医疗机构。直接深入社区康复站、康园工疗站等基层康复场所或为残疾人家庭提供康复训练和服务的康复员或康复治疗师，因各区残疾人社区康复服务模式的差异，其来源渠道可分为四种：①以天河区为代表的由区残联出资，通过社区卫生服务中心招聘专业人员，派驻社区康复站提供服务。②以黄埔区为代表的由区残联自主招聘专业人员。③以南沙区为代表的通过引入民非企专业康复训练机构进入康复站提供服务。④以增城区为代表的依托街镇社区卫生服务中心专业人员开展服务。

此外，广州市民政局、残联、妇联等残疾人康复工作委员会成员单位，积极动员社会力量，招募了一大批义工和志愿者进入社区参与康复知识宣传、普及、残疾人心理疏导等方面的康复服务活动。例如，2016 年，广州市残联共计引导 125 个志愿团队、19 260 名志愿者为残疾人提供了 11.5 万小时的服务时间。

第四章 广州市残疾人社区康复服务的现状与问题

广州市残疾人社区康复服务主要包括三部分内容：①社区的基本康复服务，包括登记新的持证残疾人以及对其开展康复需求调查，掌握残疾人功能障碍情况及康复训练、康复治疗、居家康复、双向转诊和康复指导等需求。②以社区康复站或工疗站为依托，以残疾人康复需求调查与评估为依据，为残疾人提供个性化康复咨询、康复训练与治疗、辅具适配、就业指导、心理辅导、转介服务等专业康复服务。其中，工疗站主要针对智力残疾和稳定期精神残疾患者而开设，以政府购买服务的形式为精神、智力残疾人提供日间托管、康复训练和辅助性就业服务。③对残疾人康复服务效果与满意度进行跟踪评估与指导。尽管广州市残疾人社区康复服务工作发展较快，也产生了较好的社会效益，但仍存在一些问题。本课题组利用近一个月时间，实地调研了广州市各区残联、康复站、工疗站和相关机构，并对部分残疾人的康复情况进行了问卷调查，归纳总结出当前广州市残疾人社区康复服务存在的主要问题。

一、广州市残疾人社区康复服务的现状

广州市在推进残疾人社区康复服务方面做了大量工作，本课题组深入调研，走访了广州市各区残联和服务机构，现将各区残联和服务机构的社区康复服务现状归纳整理如下：

（一）花都区残疾人社区康复服务现状

1. 残疾人社区康复服务基本情况

（1）基础服务方面。由于对残疾人的建档工作比较重视，花都区社区康复服务中心给予康复协调员每份档案10元的经费补贴，使残疾人康复需

求的档案建设工作得到较好落实。但由于人手不足，加之网站平台过于老化，系统打开速度慢，所以档案质量不高。另外，中央、省、市、区每一级都要求建档，而各级档案无法实现资源共享，使得工作人员需要重复登录多个端口多次录入，极大地增加了工作人员的工作量。

（2）专业服务方面。全区康复技术人员少，人员流动性大。康复技术人员职称晋升制度不健全，缺乏较为通畅的晋升渠道，这是稳定康复技术人员队伍的瓶颈，难以保证社区康复专业队伍整体的稳定。同时，社区居民特别是残疾人及其家属不了解康复的重要性，康复意识比较落后，宣传难度较大且宣传效果不佳，这限制了残疾人主动积极接受社区康复的专业服务。花都区地域较广，公共交通不太方便，距离远的残疾人更愿意选择居家康复，这进一步降低了残疾人康复站设备的利用率。残疾人社区康复服务工作责任重，工作量大，难以保证工作完全落实到位，而残疾人康复站和工疗站的工作人员不熟悉康复器械的使用、专业康复知识缺乏等限制，也让残疾人在利用康复站与工疗站的相关康复设备进行康复方面较难顺利开展。总体而言，受限于以上制约因素，花都区残疾人社区康复服务率总体偏低（见表4-1）。

表4-1　花都区残疾人社区康复各部分服务率

残疾人分类		康复医疗（%）	功能服务（%）	辅助器具（%）	心理服务（%）	知识普及（%）	转介服务（%）	其他（%）
肢体	成人	56	65	72	87	86	15	66
	儿童	41	31	52	72	73	20	29
智力	成人	68	76	68	93	92	30	53
	儿童	49	57	68	79	80	37	71
听力	成人	59	64	64	88	84	32	72
	儿童	0	67	100	60	60	0	0
言语		54	51	68	87	83	25	17
视力		50	65	70	86	85	13	57
精神		79	68	64	88	87	67	72
多重		57	60	70	89	88	45	50
合计		64	66	70	88	86	34	63

（3）第三方评估方面。目前花都区的做法是聘请第三方按照康复资助条例予以评估，评估不合格的机构将被取消康复资助资格。但目前并没有一个真正的权威康复标准，花都区残联认为，制定一个统一的各类残疾人康复标准是有效开展评估的前提。同时，依据市场规律和经济规律，残联组织应该在第三方评估工作的开展中占据主导地位，这是对机构服务体系、服务工作量以及残疾人康复效果展开有效评估的保证。

2. 残疾人社区康复服务存在的问题

（1）政策引导问题。尽管民办康复机构所面临的政策较为灵活，康复服务的市场化发展有助于提高康复服务效率，但政府相关部门并未能真正重视民办康复机构的发展。目前，政府部门在有关残疾人康复服务的政策引导上仍倾向于发展公办康复中心，而政府相关社区康复政策仍未能充分考虑基层的具体情况，导致基层社区康复服务工作仍较难有效开展。

（2）专业人才队伍建设问题。目前，花都区大多数康复治疗师的薪资为3 000 ~5 000元，总体收入仍处于较低水平，而工作强度又比较大，导致人才流动性较大，专业人才短缺比较严重。同时，由于康复治疗师在社会机构中的职称晋升通道不畅，在机构中从事康复治疗的康复治疗师职业发展前景不明朗，故而该专业人才队伍稳定性差，流动性高，这严重制约了社会机构康复人才队伍的建设，阻碍了社会机构康复服务质量的提升。

（3）基础设施建设问题。残疾人社区康复基础设施建设不匹配，使康复站的康复服务工作难以有效开展。花都区属于城乡结合的欠发达地区，公共交通设施不健全，交通不便利，这制约着残疾人社区康复服务工作的开展。目前，花都区以提供居家康复服务为主，而居家康复服务不仅加大了康复治疗师的工作难度，还缺乏专业的康复设备与器材，仅依靠康复治疗师就地取材改造的设备以提供服务，这严重影响了残疾人的康复效果。

（4）原有建档系统与精准康复系统不对接。原有的残疾人社区康复建档系统和现在残联主推的精准康复系统不对接，导致数据需要重复录入。同时，两个系统的运行速度都很慢。这些问题的存在，严重影响了工作效率，极大地增加了相关工作人员的工作量，浪费了大量时间与人力资源。

3. 建议

（1）进一步加强基础设施建设，盘活现有康复设备与资源。建议有关部门鼓励社会上有资质的康复机构参与竞争，将社区康复服务充分市场化。继续做好居家康复工作，加强残疾人居家康复器械和设备的研究与开发，以便升级康复治疗师上门进行居家康复的装备，进一步提高康复效果。同时，有必要进一步完善公共交通等配套基础设施，提高康复治疗师的待遇，健全居家康复的相关制度。

（2）提升残疾人社区康复管理理念，与政府各相关部门协同合作，联合开展残疾人社区康复服务工作。充分考虑花都区的实际情况，因地制宜制定和实行残疾人社区康复服务政策。花都区作为一个城乡结合地区，其残疾人社区康复服务更加适合采取广东省的社区康复服务政策。残疾人社区康复服务工作是一项系统工程，需要多个部门协同配合，才能更好地开展工作。因此，市残联需要积极与市各相关部门进行沟通与协调，争取在残疾人社区康复服务方面形成政策上的相互协同与配合。

（3）就残疾人社区康复决策层面而言，要进一步健全相关法律法规。通过加强相关法律法规的立法，健全残疾人社区康复服务组织管理网络，明确各部门的责、权、利，保障残疾人社区康复服务工作的顺利进行。

（4）要实现残疾人社区康复服务的持续发展，强化人才队伍建设是关键。为推动社会机构的发展，建设和发展专业人才队伍，非常有必要为社会机构残疾人康复治疗师的职称晋升和专业发展制定出相关制度。这些制度的出台使康复治疗师的职业发展前景较为清晰，从而吸引更多专业技术人员从事该职业，打破专业人才严重短缺的瓶颈。同时，要进一步提高康复治疗师和其他从业人员的薪资待遇，以确保专业康复人才队伍的稳定发展。

（二）从化区残疾人社区康复服务现状

1. 残疾人社区康复服务基本情况

从化区总人口为60多万，有3个街道5个镇274个村居委，全区持有2代残疾人证的有18 850人，其中视力残疾的有1 234人，听力残疾的有3 334人，语言残疾的有103人，肢体残疾的有9 471人，智力残疾的有1 916人，精神残疾的有2 456人，多重残疾的有336人。目前从化区建有13个社区康复站，与工疗站合并在一起运营，共为21 668人提供过服务，服务总人次为45 823。

从化区残联以“康复进社区，服务到家庭”为工作目标，构建了残疾人社区康复服务、评估转介服务、质量控制管理的“三大服务体系”，其主要做法是：①建立比较完善的康复平台，以社区康复为平台，积极提供残疾人居家康复服务。②依托各乡镇、街道康复站和工疗站，实行集中康复。③建立社区精神综合服务中心。④依托社区卫生服务中心，开展残疾人社区康复服务工作。⑤结合各类主题活动，开展形式多样的残疾预防和保健宣传活动。

2. 残疾人社区康复服务存在的问题

（1）居家康复服务交通不便，风险很多。从化区位于山区，各个村比较分散，交通极不便利。公共交通工具较少，给上门康复服务带来许多困难，康复治疗师在服务途中耽误的时间较长，各种不确定风险比较多。这不利于残疾人居家康复服务工作的顺利开展。

（2）残疾人社区康复服务场所不稳定。从化区大部分的残疾人社区康复服务场地都是通过租赁来获得运营，租赁期一般为 3～5 年，租赁期满后面临搬迁重新建设等问题，这给残疾人社区康复服务工作的持续开展带来诸多不利影响。

（3）残疾人社区康复站缺少运营经费。目前，按照政策文件，广州市仅给每个残疾人社区康复站配套 0.5 万元的设备更新费和培训费，而在日常入户调查、建档、转介服务等方面缺乏相应的配套经费，且开展服务的收费价格无标准。这严重制约了残疾人社区康复站工作的开展，也造成社区康复站的现有资源难以被充分利用。

（4）第三方评估标准未能统一，同时，第三方评估机构的权威性和专业性也有待考量。目前第三方评估机构主要是对康复服务数量进行考核，缺乏对康复服务质量的考核。对于第三方评估机构和服务机构的监管也存在诸多问题，需要积极探索具体的监管方法与措施。

（5）后续康复需求未能有制度保障予以跟进。残疾人的康复需求伴随社会发展而日益多元化，但当前政府多数仅资助并提供残疾人基本的康复服务，且资助时间有限制，不超过 3 年。对残疾人而言，36 个月的康复时间和康复资助不能完全满足他们的康复需求，期满后的持续康复多数没有保障。另外，残疾人个性化康复需求越来越多元且越来越细化，康复服务层次要求越来越高，这将是残联今后需要面对的一个严峻挑战。

（6）原建档系统与精准康复系统不对接。目前，原有的残疾人社区康复建档系统和现在残联主推的精准康复系统不对接，导致相关数据需要重复录入。同时，两个系统的运行速度都很慢。这些问题的存在，使得相关工作人员工作量很大，从而导致人手严重不足。

3. 建议

（1）将残疾人社区康复站的服务内容归入社区医院的公共卫生服务。社区的医生或村卫生站医务人员定期下乡为服务对象提供康复服务，能更好地将社区和乡镇的各社区康复站加以有效利用，这有利于提高社区康复站资源的利用率。

（2）建议将残疾人档案建设工作归入社区卫生服务中心。原因在于社区卫生服务中心的场所比较固定，办公室条件有利于保证建档服务的持续性和稳定性，以及方便档案资料信息的更新与补充，把原有残疾人的“死”档案转变为“活”档案。

（3）联合社区居委、村委做好残疾人康复服务需求的宣传工作。通过加大宣传，让更多残疾人及其家属了解康复的重要性，及时申请并主动参与到残联所提供的康复服务中。

（4）充分发挥康复医学会的作用，举办多种学习班、培训班，以强化康复人才培养。同时，制定社区康复站工作内容的服务价格标准，通过政府购买服务等多种形式，由社会机构承接社区康复服务工作，增强社区康复服务供给能力。

（5）残疾人社区康复服务经费，应按照市区专项资金比例配套，以保证资金的落实。同时，改变居家康复服务费用“一刀切”问题，应根据残疾人情况，把每个月的资助费用设定为不同的等级，进一步细化费用等级标准，以提供更能满足残疾人需求的多元化服务。

（6）进一步提高康复治疗师的薪资待遇，为康复治疗师的晋升和发展制定一个相应的制度，以吸引和留住康复人才，降低康复技术人员的流动率。

（三）天河区残疾人社区康复服务现状

1. 残疾人社区康复服务基本情况

（1）全区的基本概况。残疾人社区康复是残联康复工作的一个重要组成部分。近年来，天河区残联始终立足于社区，服务家庭，为残疾人提供便利有效的社区康复服务，其开展的主要工作包括残疾人居家安养、肢体残疾人居家和到站的康复训练与康复治疗等。天河区的康复机构有天河区社区康复服务中心、天河区标杆社会工作服务中心、小天使康复训练中心、从化区残疾人康复养护服务中心。目前天河区有 21 条行政街，建立的残疾人社区康复站有 11 个，个别街道是合并站，康复治疗师有 35 人，为 238 位肢体残疾人提供康复训练服务。全区设立的工疗服务站有 14 个，个别街道是合并站，服务社区智力、精神残疾人共 400 人。全区开展残疾人居家安养服务工作，即上门做家政和指导康复，服务残疾人共 800 多人。

此外，天河区各机构开展残疾人社工服务也达到800多人次。

（2）天河区社区康复服务中心的服务情况。天河区社区康复服务中心是为天河区残疾人提供社区康复服务，具有公益性、非营利性的社会服务机构，现有管理人员6名，工作人员65人，其中中级社工师13名，初级社工师21名，持证康复治疗师10名。该中心以社区康园工疗站和康复站为载体，聚点成网，全力打造工疗服务、居家康复、社工服务、志愿服务“四位一体”且具有天河特色的“幸福康园”，让全区残疾人共享资源、共享服务，进一步促进残疾人康复事业的发展。2015年，该中心聘用21名康复治疗师，康复服务覆盖全区的21条街道，资助人数为151人，其中肢体残疾人康复训练人数为150人，脑瘫儿童康复训练人数为1人。2016年共聘用15名康复治疗师，康复服务覆盖全区的21条街道，资助人数为114人，其中肢体残疾人康复训练人数为113人，脑瘫儿童康复训练人数为1人，所有服务对象中居家康复残疾人数为102人。2017年共聘用16名康复治疗师，康复服务覆盖全区的21条街道，资助人数为122人，其中居家康复训练人数为113人。2015—2017年工疗服务总人数为1 424人，社工服务约为1 000人次。

（3）残疾人康复工作评估流程和工作落实情况。残疾人居家康复工作主要是由天河区残联主持开展，对象主要是肢体残疾人。这些人员主要是通过三个渠道的对接构成：一是前来办理残疾人证的残疾人；二是由医院出院对接而来的残疾人；三是由街道或居委会向残联通报而对接的残疾人。获得残疾人居家康复需求信息后，区康复中心会安排康复治疗师上门先进行评估，然后再开展康复训练，并对其家属进行康复训练指导。同时，天河区社区康复服务中心也会对康复治疗师的康复治疗效果进行评估。每个康复站都配有一个康复治疗师，该康复治疗师负责其所在街道残疾人的康复训练，具体流程见图4-1。整个流程仍存在一些问题，具体包括：一是在机构没有介入之前，都是由居委来做。由于缺乏激励性，居委只是以完成任务为目的，从而使残疾人档案质量存在很大问题。二是一个街道仅聘请一个康复治疗师，而残疾人康复需求量太大，从而使该康复治疗师的工作量超负荷，造成残疾人的基础性服务和康复工作无法全面覆盖。

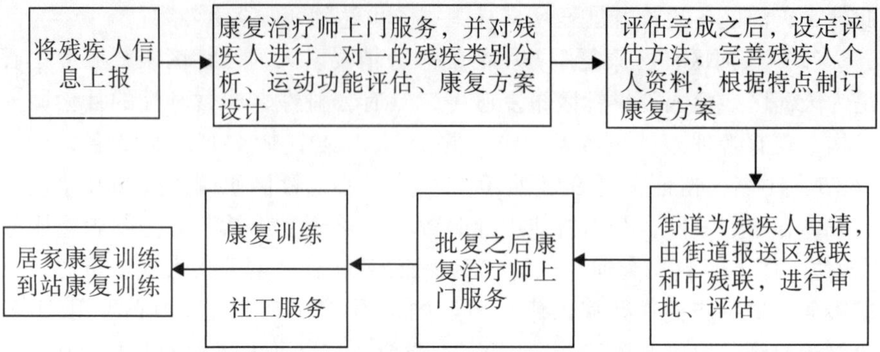

图 4－1　天河区社区康复站工作流程

2. 残疾人社区康复服务工作存在的问题

（1）残疾人社区康复服务的场地问题。目前天河区有 11 个康复站，其中独立的有 2 个，与工疗站合在一起的有 7 个，与家庭综合服务中心合在一起的有 2 个，占地总面积是 702 平方米，平均每个康复站面积是 63. 8 平方米，最大的为 235 平方米，最小的为 25 平方米。受残疾人社区康复站场地的限制，覆盖整个辖区残疾人社区康复服务需求的所有工作还不能开展。

（2）康复治疗师的生存发展问题。社区康复站的定位不明确，康复治疗师职称晋升渠道不通畅，其职业发展前景受限，这严重影响社区康复站人才队伍建设的稳定性。同时，康复治疗师一直缺乏系统学习和持续学习的机会，加上实践工作过程中实操和学习的局限性，导致其专业技能提升的空间比较小。基于以上各种原因，在社区康复站和社会机构从事康复治疗的职业对康复治疗师缺乏吸引力。目前，全区社区康复站和社会机构的专业康复治疗师流动性很大，尤其是男性康复治疗师流失严重，专业技术人员严重短缺，专业人才队伍极不稳定。

（3）社区康复站的资金问题。目前，社区康复站的运营资金由市残联提供，每年 5 000 元/站。该经费仅能维持日常水电花销和设备维护，市区两级还没有直接支持社区康复站开展康复服务工作的经费。因此，无法依托社区康复站在全区开展社区康复需求、宣传、指导、转介、无障碍设施改造等服务工作，容易使社区康复站成为“摆设”，产生资源浪费。

（4）社区康复相关制度有些僵化。当前，各项制度及规定过于僵化，缺乏弹性，使社区康复站在服务提供过程中出现应付检查、流于形式等诸多问题。残疾人社区康复制度有待进一步优化，增强制度的弹性，让制度更“接地气”，以便基层更好落实，更好地将精力放在提高康复服务效果这一核心问题上。

3. 建议

（1）重新定位残疾人社区康复站，充分发挥其堡垒作用。由于过去对残疾人社区康复站的定位比较模糊，功能过于单一，所以社区康复站未能充分发挥作用。社区康复站作为扎根在社区最基层，为残疾人提供社区康复服务的最主要、最前沿的堡垒，应重新定位，打造成具有多重功能的大平台：①可将社区康复站打造成一个多维信息平台。社区康复站是社区残疾人和社区康复机构的信息集散点，康复站工作人员应定期去了解社区残疾人的康复需求，为社区残疾人和社区居民提供残疾预防、康复知识宣传和康复机构信息等，也为残疾人及其家属提供具体的康复指导服务。②可将社区康复站塑造成具有多重功能的服务平台。社区康复站在提供康复服务的同时，也充当了连接社区残疾人与专业康复机构的纽带。它应当可以实现残疾人康复转介，也可以邀请康复专家或康复医生进入社区，成为专业康复机构的前沿服务站。③可将社区康复站强化为残疾人的交流平台。残疾人社区康复不仅仅只考虑功能康复，更多的是要促进他们的社会融合。因此，要充分利用社区康复站，促进残疾人之间、残疾人家属之间的交流与学习。通过不断拓展，将社区康复站强化为残疾人及其家属间相互交流学习的活动场所，将其建设为残疾人的“健康之家”。同时，也可让社区康复站成为残疾人与社区居民交流的平台。

（2）协同综合各项服务功能，优化社区康复站的运营模式。残疾人社区康复服务不应当只具备单一的康复指导功能，还应当向“大康复”功能转变。社区康复站不仅只提供康复服务，也应当成为残疾人康复、就业、文化体育以及社工服务等的载体，以满足残疾人的多元化需求。社区康复站可根据业务发展，逐步协同综合各项服务功能，可以提供集日间照料、康复与技能训练、辅助性就业、文体活动“四位一体”的多元化服务。目前，社区康复站的运营面临资金缺乏的困扰，应不断优化其运行模式，拓展其资金筹集渠道。建议社区康复站采取购买服务等多种方式，由市区两级按比例出资，统一机构管理，统一服务内容和标准，统一人员构成。通过完善的制度安排，协同综合各项服务功能，并保证整个服务过程的管理效果，以确保社区康复站服务的品质，打造其服务品牌。同时，通过引入专业团队，更好地配合街道开展工作，做好基础性服务，做到统筹规划、资源整合、协调发展、整体推进。通过增加投入、增加服务包、丰富服务内容等方式，促使其契合地域实际，更好地满足社区残疾人的康复需求。

（3）采取多项措施，加强康复人才队伍建设。目前，康复专业人才短缺是残疾人康复所面临的主要问题之一。残联部门应积极与其他行政部门协同，采取多项措施，加强康复人才队伍建设。加大专业人才队伍的培养力度，打通专业晋升渠道，稳定服务队伍。采取不同形式的招聘，增加社区康复服务人员，以满足辖区内的社区康复服务需求。整合各方资源，扩大社区服务场地，为康复技术人员提供服务阵地，以服务更多有需求的残疾人。

（四）南沙区残疾人社区康复服务现状

1. 残疾人社区康复服务基本情况

（1）全区的基本概况。南沙区残疾人康复服务中心提供的服务涉及精神康复综合服务、社区到站康复和社区居家康复三个模块，主要通过购买社会机构服务的方式来开展残疾人康复工作。购买社会机构服务之后，南沙区残联无偿提供场地和配套设施，以提供社区居家与到站康复服务。同时，南沙区残联在每一条街道都建立工疗站，共建立了 8 个工疗站，每个站点配备 3 个工作人员，工疗站服务对象为智力或精神残疾人。

（2）全区社区康复运营现状。残疾人档案由南沙区残联负责建立，并由区残联以购买社会服务的形式外包给有资质的机构，由社会机构对残疾人社会、生活、教育等方面的需求进行综合评估，然后针对个体需求提供资助服务，残疾人转介评估服务工作则由南沙区残联与服务机构一起开展。目前，购买服务的机构主要有广州市人人社会服务中心、广州市缘爱行社会工作服务中心、广州市从化区残疾人康复养护服务中心。

2. 残疾人社区康复服务存在的问题

（1）残疾人社区康复服务模块功能不全。目前，尽管南沙区为精神残疾人建立了工疗站，为肢体残疾人提供了社区居家与到站康复服务。但各项服务的种类少，不能满足当前残疾人的多元化需求，很难做到依据残疾人的需求提供较为全面的康复服务。

（2）残疾人社区康复整体发展滞后。南沙区建区比较晚，残疾人社区康复发展起步比较晚，从而使该工作整体情况一直比较落后。目前，提供康复服务的专业人才短缺严重，残联工作人员编制偏少，工作人员工作超负荷，难以提高工作质量；工疗站工作人员的待遇偏低，工作强度大，招聘人员困难，人员流动频繁，留不住人才，尤其是男性工作人员和具有专业知识的康复治疗师流动性非常大。另外，因为交通不便和安全问题，下乡开展居家康复服务的难度较大。

（3）工疗站和康复站属性及定位不明。目前，各街道工疗站和康复站的属性和定位是民营非企业单位（以下简称“民非企”），且投入的资金以及对人员的资金保障非常有限，无法做到持续性运营，更无法开展更多满足残疾人个性化需求的服务，从而使康复站和工疗站的运转效率不高，资源未能得到充分利用。

（4）资金投入存在缺口。依据残联相关文件规定，南沙区社区康复的资金保障量与实际需求量之间不匹配，使得很多工作只能浮于表面，难以深入开展工作，既造成已投入资源的浪费，又难以满足残疾人的实际需求。

3. 建议

（1）政策标准应动态调整。政府政策的出台应该结合社会经济发展和残疾人的具体需求，与时俱进，对残疾人的补助和社区康复运营的投入应形成一个动态的标准体系，适时调整。

（2）强化政府主导与指引作用。对于服务机构以及服务内容，政府应该加强主导，保证社区康复服务工作的持续性，加强对各项工作的指引与导向作用。

（3）尽快打破康复人才短缺的瓶颈。政府应强化人才建设的宏观管理职能，做好康复从业人员的职业发展、职称晋升等统筹协调工作。根据当地实际情况制订具体且适宜的人才培养计划，使各级康复人才都能拥有各自的学习平台，提升学历、技术、能力水平，保障人才队伍建设的稳定与可持续发展。

（五）白云区残疾人社区康复服务现状

1. 残疾人社区康复服务基本情况

白云区的残疾人共约 14 000 人，全区残疾人社区康复服务的开展形式主要是政府购买服务，由中标社会机构承接康复服务，有康复需求的残疾人可以到机构进行康复训练与治疗。白云区的康复机构总体规模小，数量少，目前选择机构进行康复训练的残疾人比较少，近三年总共才 530 人，主要是 0 ~ 14 岁的人群。对于精神残疾人，每个镇都设有康园工疗站，在需求较多的街道设有第二工疗站。白云区设有一个精神康复综合服务中心，主要提供上门服务和个案跟踪。而前往精神门诊接受药物治疗的有700多人，重度患者则长期托养或者住院治疗。总体而言，白云区人口分散，资助指标少，服务对象难以覆盖全区，全区残疾人康复服务工作开展困难。

2. 残疾人社区康复服务存在的问题

（1）康复站和工疗站的定位问题。白云区残疾人社区康复依托康复站和工疗站进行，但多数康复站和工疗站的场地小，无法安放康复器械，难以真正开展残疾人康复服务。目前，康复站和工疗站没有准确定性和定位，既没有在工商管理部门登记，也不是一个法律主体。一旦在提供康复治疗的过程中出现问题，责任主体不明确，容易产生各种纠纷。工疗站和康复站的模糊定位及其责任主体的缺失，使其难以有效开展工作。

（2）人员配置问题。残疾人社区康复站管理人员由工疗站管理人员兼任，康复协调员由街道残疾人专职委员担任，多数工作人员身兼数职且专业能力不足，使很多工作流于形式，质量难以保障。从残联到工疗站管理人员，再到康复治疗师，都存在人手不足、薪资待遇低和专业能力不强等问题。

（3）出台的相关政策与残疾人的实际需求无法对接。很多残疾人资助政策和服务政策看起来很完善，但是落地实施比较困难，与残疾人的实际需求脱节，从而使政策难以落实，加大了基层工作人员的工作难度。

3. 建议

（1）重新定义残疾和划分康复需求。对于高龄残疾人，残联和民政部门存在工作方面的诸多重叠，应更清晰地划分界限，明确各自责任，以减少不必要的康复资源浪费，减轻康复站的工作负担。同时，要充分考虑残联跟民政部门的工作对接问题，从实际出发，进一步简化两部门间的转介流程。这些工作的落实，需要重新对残疾概念和康复需求予以界定和划分。

（2）落实好工疗站和康复站的定位，并核定经费的投入方式。工疗站和康复站的定位模糊不清，导致经费支出有限制，无法合理使用经费。同时，当前残疾人社区康复服务的经费投入偏少，难以有效架构并运营全区各康复站，需要相关部门核定经费投入方式，以增加投入。

（3）优化残疾人康复服务流程，强化机构康复服务能力。目前，白云区残疾人社区康复机构偏少，服务能力严重不足。建议将白云区康复中心纳入残疾人社区康复机构范畴，强化其主导作用，以推动本区康复机构的发展与业务能力的提升。同时，残联应创新管理，进一步简化、优化残疾人康复服务工作流程，提高效率。另外，要挖掘社会资源，调动社会力量，吸引社会机构进驻本区，增强残疾人社区康复服务能力。

（六）增城区残疾人社区康复服务现状

1. 残疾人社区康复服务基本情况

（1）残疾人分布。目前，增城区持证残疾人有 13 000 人左右，其中言语残疾的约有 202 人，肢体残疾的约有 9 429 人，智力残疾的约有 1 639 人，精神残疾的约有 2 584 人，多重残疾的约有 642 人。残疾人口主要集中在新塘镇、荔城镇、石滩镇、中新镇、派潭镇这五个大镇。目前，全区残疾人社区康复服务主要由广州市人人社会服务中心来提供，社区康复服务所需要的场地和康复器材由政府提供。

（2）残疾人社区康复运营概况。增城区残疾人社区康复服务工作从 2015 年开始，原先只有六个社区康复站，目前所有镇街都建立了社区康复站。全区社区康复站通过招标采购，统一由广州市人人社会服务中心来运营，场地和康复器材等则由政府予以配备。2015 年，全区完成的残疾人康复训练任务合计 272 例，儿童 77 例，成人 195 例，其中居家康复 150 例。2016 年，全区完成的残疾人康复训练任务合计 233 例，儿童 70 例，成人 163 例，其中居家康复 130 例。该区残疾人康复训练档案由康复治疗师来填写，需求档案则由镇街服务机构填写。一些镇街由于人手比较充足，需求档案工作做得较完善，残疾人需求档案质量较好；另一些镇街则因工作人员人手不足，导致残疾人需求档案建档录入不全，档案质量存在较大问题。

（3）康园工疗站和精神康复综合服务中心情况。增城区康园工疗站于 2008 年投入使用，主要为轻度精神病患者和智力残疾人提供职业康复训练。目前，全区已分别在 4 个街道、7 个镇共建立了 11 个康园工疗站，接纳在训工疗人员约 270 人。工疗站以“开展多元化、特色化康复课程”为目标，以工疗、娱疗、康疗为主要形式，开展各类康复服务，并穿插形式多样化的户外活动，目的是通过各项针对性训练，让残疾人掌握一定的技能，帮助残疾人树立自信，回归社会。增城区社区精神康复综合服务中心于 2014 年 11 月开办，以“热诚、专业、责任、分担”为服务理念，旨在提升增城区精神残疾人的生活质量和幸福感，现着力于为本区 200 多名精神残疾人及其家属提供康复服务。该中心设置了社工办公室、个案咨询室、小组活动室、多功能大厅等各功能室，提供一站式社区精神康复综合服务，为全区居民提供便利完善的社区精神健康支持。

2. 残疾人社区康复服务存在的问题

（1）康复站离残疾人居住地较远，居家康复服务存在安全隐患。由于全区地缘广袤，人口居住较分散，康复站距离残疾人居住地较远，残疾人到站接受服务不太便利，因而多数实施居家康复。但居家康复耗费时间较长，一方面影响康复治疗师的工作效率，另一方面无法保障康复治疗师上门服务的安全。

（2）部分残疾人及其家属康复意识不强，残疾人难以及时接受康复服务。残疾人及其家属康复意识不强，导致多数残疾人未能及时获得康复服务，影响了康复效果。同时，社区居民对残疾人的接纳度相对较差，社区环境不利于残疾人康复。另外，残疾人家庭无障碍改造也不完善。这些问题的存在，均影响残疾人出行与参与社交活动，不利于残疾人的社区康复。

（3）康复人才队伍存在较大问题。康复治疗师流动性比较大，扎根于社区的意识不强，专业水准有待提高。大部分康复治疗师长时间处在上门治疗、站点服务和回家的“三点一线”状态中，心理压力较大，需要常态化的心理疏导。同时，康复治疗师薪资待遇较低，流动性大，尤其是男性康复治疗师流失严重，整个康复人才队伍处在不稳定状态。

（4）残疾人康复服务需求档案建设不全，基础性服务工作质量很差。从残疾人的服务需求和服务数量来看，残疾人康复服务的覆盖率比较低，这与残疾人康复服务需求档案建设不全、基础性服务工作质量不佳紧密相关。

3. 建议

（1）加强康复专家的支援工作。广州市康复中心应不定期组织康复专家，到各区镇指导康复工作，帮扶各个机构的康复治疗师提升业务水平。

（2）完善康复从业人员的在职在岗培训与学习制度。各区镇康复中心应定期安排康复从业人员参加在职在岗培训，加强相互交流与学习，培育稳定的康复专业人才队伍。同时，各个机构应健全康复从业人员内部学习和外出交流的制度。各个机构应争取每个季度定期组织一次全体康复从业人员的季度活动，开季度会议，方便内部相互交流学习。另外，各个机构应定期聘请知名专家到机构指导，并组织安排康复从业人员外出交流与学习，既要“请进来”，也要“走出去”。

（七）番禺区残疾人社区康复服务现状

1. 残疾人社区康复服务基本情况

（1）残疾人分布。番禺区共有16个街镇，持证残疾人合计14 103人，其中视力残疾的有759人，听力残疾的有2 173人，言语残疾的有186人，肢体残疾的有6 639人，智力残疾的有1 840人，精神残疾的有1 807人，多重残疾的有699人。

（2）社区康复站运营与康复服务情况。全区每个街镇均设有残疾人社区康复站，共建有16个站点，工作人员共38人。目前大部分社区康复站依托镇街社区卫生服务中心的服务场地开展服务工作。各站点康复器材配备齐全，消防设备放置合格，安装独立感烟报警器和在线视频监控设备。康复服务的具体开展采取招标购买服务的形式。2016年通过招标确定5家康复训练定点机构，康复项目包括肢体残疾人康复训练、孤独症康复训练、智力儿童康复训练、脑瘫康复训练等，服务对象仅限番禺区户籍的残疾人。近三年经费支出情况如下：2015年为410例肢体残疾人提供服务，经费支出359.43万元；2016年服务人数为360例，经费支出464.74万元；2017年服务人数为354例，经费支出398.42万元（见表4－2）。

表4－2　番禺区2015—2017年服务人数与经费支出情况

年份	服务人数（肢体残疾人）	经费支出（万元）
2015	410	359.43
2016	360	464.74
2017	354	398.42

（3）康复服务细目与资助标准。到站康复训练的康复服务细目和资助标准是：基础服务包项目不少于3个，每月服务次数不少于20次，每次服务时长不少于120分钟；服务次数大于等于20次，按每人每月1 700元资助标准为上限申请结算，若不足20次，则按实际次数结算（见表4－3）。居家康复训练的康复服务细目和资助标准是：基础服务包项目不少于2个，每月服务次数不少于16次，每次服务时长不少于60分钟；服务次数大于等于16次，按每人每月1 700元资助标准为上限申请结算，若不足16次，则按实际次数结算（见表4－3）。

表 4－3　番禺区社区康复服务细目与结算情况

服务类型	基础服务包项目（个）	每月服务次数（次）	每次服务时长（分钟）	资助标准［元/（人·月）］	
到站康复训练	≥3	≥20	≥120	若≥20，按每人每月 1 700 元资助标准为上限申请结算	若＜20，按实际次数结算
居家康复训练	≥2	≥16	≥60	若≥16，按每人每月 1 700 元资助标准为上限申请结算	若＜16，按实际次数结算

2. 残疾人社区康复服务存在的问题

（1）社区康复服务资源不足。目前，全区康复服务训练定点机构较少，无法满足全区残疾人社区康复服务需求，社区康复资源不足问题突出。另外，肢体康复的标准陈旧，康复服务的公平性有待提高。

（2）康复服务专业人才数量短缺，技术水平有待提高。康复治疗师工资低且上门服务工作量大，职称晋升渠道不通畅，导致康复服务专业技术人才流动性大。同时，康复服务专业技术人才的技术水平不高，全区需要重点引进相关人才，并提高其康复服务技术水平。

（3）康复服务时限和康复疗效之间存在偏差。肢体残疾人康复训练资助年限为 36 个月，无法有效满足其康复疗效，两者之间存在偏差。

（4）基础性服务工作不扎实，档案质量失真严重。精准康复服务行动要求 2020 年康复服务满足率达到 90%，但提出申请的人数和实际去机构康复的人数比例差异大，存在资源浪费的情况。产生问题的原因主要是没有真实核查残疾人的实际需求，也就是说，基础性服务工作不扎实，没有专人负责和专项资金补助，建档难度大，档案质量严重失真。

3. 建议

根据广东省残联关于精准康复服务行动要求，到 2020 年有需求的残疾儿童和持证残疾人接受基本康复服务的比例达到 90%。番禺区拟在 2018

年年底重新进行残疾人康复资助定点机构的招标工作，同时邀请社区卫生服务中心参与投标，逐渐实现社区康复服务项目全覆盖。

（八）越秀区残疾人社区康复服务现状

1. 残疾人社区康复服务基本情况

（1）残疾人分布。越秀区有 18 个街道，合计持证残疾人有 16 985 人，其中视力残疾的有 1 521 人，听力残疾的有 1 464 人，言语残疾的有 136 人，肢体残疾的有 6 955 人，智力残疾的有 2 235 人，精神残疾的有 4 035 人，多重残疾的有 639 人。其中精神残疾人相对于其他区比重更大（见表 4－4）。

表 4－4　越秀区残疾人基本情况

残疾类别	一级（人）	二级（人）	三级（人）	四级（人）	小计（人）
视力	430	202	211	678	1 521
听力	717	397	234	116	1 464
言语	79	30	10	17	136
肢体	1 188	1 595	1 964	2 208	6 955
智力	298	519	643	775	2 235
精神	1 589	1 548	577	321	4 035
多重	450	115	56	18	639
合计	4 751	4 406	3 695	4 133	16 985

近三年康复资助经费呈现逐年增加的趋势，2015 年资助经费为 348 万元，2016 年为 597 万元，而 2017 年增加至 650 万元（见表 4－5）。

表 4－5　2015—2017 年越秀区残疾人社区康复资助经费

年份	资助经费（万元）
2015	348
2016	597
2017	650
合计	1 595

（2）社区康复服务运营现状。越秀区按照政府有关文件，在每个街道都建立了工疗站和社区康复站。越秀区街道为18个，建站数量为22个，其中六榕街、人民街和光塔街各自建站2个，建站率为122%。越秀区是广州市医疗资源最为丰富的地区，因此，残疾人基本都会选择去医疗机构进行康复，而较少选择去社区康复站等其他机构，这使其他社会康复机构的生存空间变得比较窄。越秀区残疾人康复服务的转介基本上是与医疗机构直接对接的。

越秀区原对接的社区康复机构是一个区康复中心，但由于越秀区的康复技术力量和残疾人康复服务需求有差距，未能持续运营，目前处于重新招标阶段。根据以往情况来看，越秀区康复中心人员流动性比较大，人才比较难留住。越秀区残联正试图改变这种对接模式，转变为由越秀区残联提供场地和配套设施，并引进单位提供技术力量的模式。目前正在招标寻找新的合作机构。

2. 残疾人社区康复服务存在的问题

（1）社区康复服务的概念有些模糊，需要重新界定。因为概念不清，所以工作指引与导向可能会存在方向上的偏差，最终会影响社区康复服务工作的开展。

（2）残疾人社区康复服务系统运行不畅。现有的残疾人社区康复服务信息系统比较陈旧，服务系统处理数据速度慢，严重影响残疾人需求数据的建档与录入，导致工作效率较低。

（3）康复服务技术力量薄弱。康复中心人员流动性比较大，其技术力量和残疾人的康复服务需求差距较大。总体而言，目前全区康复服务专业人才不足，技术力量薄弱。

（4）康复站运营不佳。康复站的运作没有相关文件和政策支持，也没有运营经费，故而名存实亡。政府每年投入5 000万元的经费，但由于没有科学、客观的评价，资源利用效率不高，难以达到预期效果。

3. 建议

（1）资助费用医疗卡直接划扣。医疗康复费用和机构康复费用争取能直接在医疗卡里予以减免，各相关部门加紧理顺相关对接工作。这既可以显著提高效率，又可以减轻残疾人负担，更好地服务残疾人群。

（2）明晰残疾分类标准，并统一康复考核标准。康复服务需求的评估需要进一步强化，提高其评估的专业性，要统一康复服务效果指标的考核标准。同时，应参考残疾人的实际需求，进一步明确残疾分类标准，重视实际政策和现实需求的对接问题。

（3）康复资助不要“一刀切”和“平均主义”。因为每个残疾人身体素质、家庭背景等都不一样，其需要的资助也不尽相同，所以应该通过专业人员的评估，确定残疾人的真实需求后，再给予其具体补助。康复训练，不仅要注重服务残疾人的数量，更应该看重服务残疾人的质量，切实提高康复服务质量。

（九）海珠区残疾人社区康复服务现状

1. 残疾人社区康复服务基本情况

海珠区面积约为90.45平方公里，户籍人口约100万，辖区内有18个行政街道，257个居民委员会，全区持证残疾人合计26 715人，其中视力残疾的有11 576人（其比重远远大于其他区），听力残疾的有1 685人，言语残疾的有136人，肢体残疾的有6 589人，智力残疾的有2 007人，精神残疾的有3 917人，多重残疾的有832人，情况具体见表4－6。

表4－6　海珠区残疾人基本情况

残疾种类	人数（人）
视力	11 576
听力	1 685
言语	136
肢体	6 589
智力	2 007
精神	3 917
多重	832
共计	26 715

海珠区紧密围绕残疾人“人人享有康复服务”的工作目标，按照“康复在社区，服务进家庭”的工作要求，以家庭康复训练、康复知识普及为主要内容，开展残疾人居家康复工作，提高了残疾人的生活质量，受到了一致好评。海珠区的精神康复综合服务中心以为精神残疾人和精神病康复者群体服务为核心，每月固定服务对象不少于200人，提供咨询、转介、

辅导、个案、危机介入等“一站式”综合精神康复服务。海珠区 2016 年为各类残疾人发放辅助器具 1 537 件，为 28 名肢体残疾人装配矫形器、假肢，为 301 名残疾人提供各类康复服务，为 967 名贫困精神残疾人提供免费服药治疗和住院资助，为 352 名新评残的残疾人报销评残费，为 225 名重度肢体、智力以及精神残疾人提供机构托养服务，累计资助金额达 100.4 万元，使残疾人得到了不同程度的康复。

2. 残疾人社区康复服务存在的问题

（1）缺乏各类服务质量和收费标准。社工服务没有公开可参考的行业服务质量标准，也没有可参考的收费标准，使得在购买一些服务项目上难以确定服务标准和购买服务价格。

（2）社区康复服务比较有限。社区康复经费统筹比较有限，使得购买服务不足，导致服务对象不能全覆盖。同时，社会服务机构培育仍不足，机构工作人员短缺严重，多数机构集中在中心城区，很难做到覆盖全区。精神康复服务提供不足。由于精神综合服务对象的特殊性，现开展的服务无法满足服务对象及其家属在精神卫生知识指导方面的需求。

3. 建议

（1）由市残联统一制定康复服务的具体标准和工时参考价格，让区残联在制定服务量化指标时可作为计算依据。

（2）统一全市对于残疾人康复服务的评估标准。由市残联统一承办机构的资质标准制定，避免由于各区标准不同而出现服务质量参差不齐等问题。

（3）适当增加服务对象数量，提高经费投入标准。加强社区宣传力度，让更多的居民关注精神健康，预防精神疾病的发生。争取将社区康复纳入社区卫生服务系统，充分利用社区卫生服务中心来开展康复服务工作。同时，增加服务机构，进一步扩大服务覆盖面。经费投入的标准在参考其他城市的基础上，应略有提高。

（十）黄埔区残疾人社区康复服务现状

1. 残疾人康复服务基本情况

黄埔区持证残疾人合计 11 518 人，其中肢体残疾的有 5 348 人，视力残疾的有 757 人，听力残疾的有 2 347 人，言语残疾的有 73 人，智力残疾的有 982 人，精神残疾的有 1 422 人，多重残疾的有 589 人（见表 4 –7）。

表 4-7　黄埔区残疾人基本情况

残疾种类	人数（人）
肢体	5 348
视力	757
听力	2 347
言语	73
精神	1 422
智力	982
多重	589
合计	11 518

黄埔区残疾人社区康复服务主要分南北两片（南片即为原来的萝岗，北片为原来的老黄埔）来开展具体工作。南片有 9 个街道，开展康复服务工作的主要是区残联下属的民非企机构，由黄埔区残疾人康复服务中心负责；北片有 5 个街镇，由政府购买服务的中标机构来开展康复服务工作。

南片的康复站和工疗站合建在一起，在工疗站基础上挂牌成立康复站，康复站的康复器材由康复中心提供，每个站均由康复中心派去的一位康复治疗师负责日常管理，用残疾人康复资助中的居家上门康复服务费用来支付康复站康复治疗师的工资。换句话说，也就是康复站相当于由康复治疗师实施兼职管理。

北片的残疾人社区康复服务通过政府购买服务的形式来开展工作。政府每年为每个康复站投入 30 万元的服务购买费用，每个康复站要求配备 3 名工作人员（社工、医疗或者其他技术的工作人员）。区残联为这个项目设定一个服务包，在参考家综服务站工作要求的基础上，制定了康复站每年要完成的工作量。每年聘请第三方机构进行中期、末期的评估考核，依据中期、末期的评估考核结果来进行费用拨款。这是黄埔区北片康复站的主要运作模式。

2. 残疾人社区康复服务存在的问题

（1）与第三方机构沟通不顺畅。本区内一些项目招标是由广州市残联负责操作，但后续的日常管理则由区残联跟进。这种模式使得区残联在后续的管理中与第三方机构的联系与沟通存在问题，无法及时发现第三方机构存在的问题，并予以纠正。

（2）缺乏购买服务的具体的指导性政策文件。目前，残疾人社区康复购买服务运作方式没有一个明确指引，也缺乏具体的指导性政策文件，相关工作不扎实，可参考性不强。同时，购买服务实施后没有后续运作和发展指引，以及具体相关安排来做参考。另外，康复站每年 5 000 元的运作经费太少，争取新的服务项目也比较困难。

（3）康复站和工疗站配套不完善。康复站和工疗站的消防设施、消防年检多数没有过关，这造成了安全隐患，需要与街道和其他部门加强沟通，予以解决。

（4）康复人才队伍不稳定。开展康复服务工作的一线工作人员待遇问题多，康复治疗师的工资太低，培训机会太少。康复治疗师的职称晋升和职业发展前景受限，人才流失非常严重，人才队伍建设不稳定。

3. 建议

（1）政府应多一些政策上的指引和支持，以便各区更好地完成实际操作。对于服务量的考核可增加一些指标的弹性，相关经费的统筹由市区一起来协调安排。

（2）要增加经费支持，多方协调，以改善残疾人社区康复一线工作人员的薪资待遇和职业发展问题。针对康复治疗师等专业技术人员，应加强他们的专业理论和实操培训，使其在技术方面得到持续提升。这样不仅有利于康复治疗师的成长，也有利于残疾人社区康复服务工作的开展，更好地服务残疾人群。

（3）进一步明确区残疾人康复中心的定位。区残疾人康复中心为民非企属性，运作应该独立还是不独立，暂时没有统一的运作模式。今后应予以明确，只有理顺这一关系，才能促进该中心的健康持续发展。

二、广州市社区康复服务机构残疾人康复现状调查

残疾人社区康复服务作为残疾人康复服务体系的重要组成部分，对于改善残疾人的日常生活状况，促进残疾人在健康、教育、生计、社会和赋权领域的发展，达成残疾人社会融合等方面具有重要意义。为了解残疾人康复服务需求与服务现状，本课题组对在广州市社区康复服务机构接受康复服务的残疾人展开了面对面的问卷调查。本次调查共发放问卷 102 份，回收问卷 102 份，其中有效问卷为 102 份。本次问卷内容分为两部分：一部分为调查对象的基本情况；另一部分则重点访问了调查对象接受康复服

务情况与康复需求等相关信息。

（一）调查对象的基本情况

1. 调查对象的性别与残疾程度

在社区康复服务机构接受康复服务的 102 名残疾人中，男性为 65 人（63.7%），女性为 37 人（36.3%），平均年龄为 23 岁，标准差为 2.3 岁。大部分都持有残疾证，持证人数为 88 人（86.3%）。在机构接受康复服务的残疾人以肢体残疾为主，有 35 人，占比 34.3%；其次为精神残疾，有 19 人，占比 18.6%；视力、言语、智力残疾的合计 5 人，占比 4.9%；多重残疾的有 7 人，占比 6.9%。残疾等级以一级和二级残疾为主，一级有 33 人（32.4%）；二级有 34 人（33.3%）；四级人数最少，为 8 人（7.8%）；未评级有 13 人（12.7%）。在主要致残原因方面，遗传、先天异常、发育障碍所占比重较大，有 42 人（41.2%）；因病致残的有 24 人（23.5%）；创伤或意外损伤的有 15 人（14.7%）；原因不明者有 17 人（16.7%）（见表 4－8）。

表 4－8　研究对象基本情况（年龄为 22.63 ± 2.277）

类型	分组	例数（人）	百分比（%）
性别	男	65	63.7
	女	37	36.3
残疾证	有	88	86.3
	无	14	13.7
残疾种类	肢体	35	34.3
	视力	1	1.0
	言语	1	1.0
	智力	3	2.9
	精神	19	18.6
	多重	7	6.9

（续上表）

类型	分组	例数（人）	百分比（%）
残疾等级	一级	33	32.4
	二级	34	33.3
	三级	14	13.7
	四级	8	7.8
	未评级	13	12.7
主要致残原因	遗传、先天异常、发育障碍	42	41.2
	疾病	24	23.5
	创伤或意外损伤	15	14.7
	原因不明	17	16.7
	其他	4	3.9

注：年龄为数值型变量，用均值±标准差表示。

2. 调查对象的自理能力与收入水平

在生活自理情况方面，残疾人完全能够自理的比重偏低，完全能够自理、部分需要他人帮助以及完全依赖他人帮助的残疾人人数分别是 25 人（24.5%）、38 人（37.3%）、39 人（38.2%）。在月收入情况方面，无收入的残疾人占调查对象近一半的比重，有 48 人（47.1%），1 000 元以下的有 15 人（14.7%），1 000～3 000元的有 21 人（20.6%），3 000 元以上的有 16 人（15.7%）。在每月康复费用支出方面，残疾人每月支出在1 000 元以下的有 46 人（45.1%），1 000～2 000 元的有 14 人（13.7%），2 001～3 000 元的有 10 人（9.8%），3 000 元以上的有 22 人（21.6%）（见表 4－9）。

表 4－9　残疾人生活自理情况与费用支出分布

类型	分组	例数（人）	百分比（%）
生活自理情况	完全能够自理	25	24.5
	部分需要他人帮助	38	37.3
	完全依赖他人帮助	39	38.2

（续上表）

类型	分组	例数（人）	百分比（%）
月收入情况	无收入	48	47.1
	1 000 元以下	15	14.7
	1 000～3 000 元	21	20.6
	3 000 元以上	16	15.7
每月康复费用支出	1 000 元以下	46	45.1
	1 000～2 000 元	14	13.7
	2 001～3 000 元	10	9.8
	3 000 元以上	22	21.6
	不清楚	9	8.8

注：表中问卷人总数 102 人，可统计了月收入情况 100 人，统计了每月康复费用支出 101 人，这里出现了统计差异，应该是该统计有信息缺失。例如统计月收入时，有两位问卷人没填信息，统计康复费用支出时，有一人没填信息。

一方面，依据调查对象的生活自理情况可看出，大多数残疾人都部分需要或完全依赖他人照顾，且其中有 47.1% 的调查对象无收入，意味着这部分调查对象家庭的负担较重。另一方面，也提示广州市社区康复服务应当结合实际，加大力度开展社区康复中的居家康复工作。居家康复可以减少残疾人因出行不便带来的风险以及出行费用，而且也可以减少家庭人员的照顾负担，同时又能让残疾人得到较好的康复服务。

3. 调查对象的参保情况

在参加社会保险保障情况方面，参加城镇职工基本医疗保险的有 14 人（13.7%），参加城镇居民基本医疗保险的有 35 人（34.3%），参加新型农村合作保险的有 39 人（38.2%），得到医疗、康复救助的有 8 人（7.8%）。在认为自己是否迫切需要购买意外伤害商业保险方面，半数以上的残疾人认为自己迫切需要购买意外伤害商业保险（详见表 4－10）。

表4-10 残疾人参保情况

类型	分组	例数（人）	百分比（%）
参加社会保险保障情况	城镇职工基本医疗保险	14	13.7
	城镇居民基本医疗保险	35	34.3
	新型农村合作保险	39	38.2
	得到医疗、康复救助	8	7.8
	其他	6	5.9
认为自己是否迫切需要购买意外伤害商业保险	是	54	53.5
	否	31	30.7
	未填	17	16.7

关于社会保险部分，绝大多数调查对象购买了保险，并有意愿购买意外伤害商业保险。从社区康复服务的角度出发，政府应当积极鼓励商业保险公司开发适合残疾人的康复、托养、护理等保险产品，鼓励残疾人及其家属购买相关产品，一来残疾人的权益多了一份保障，二来减轻了政府负担。

（二）残疾人接受康复服务情况及其康复需求

1. 调查对象接受康复服务的类型

在接受过的康复服务类型方面，调查数据显示：接受过康复训练与服务的比重最大，有96人（94.1%）；其次是康复治疗，有70人（68.6%）；接受过辅具服务的有50人（49.0%）；接受过康复知识普及的有39人（38.2%）；接受过心理辅导的有28人（27.5%）；接受过职业培训的人数最少，仅有8人（7.8%）（见图4-2）。大部分残疾人接受过多种类型的康复服务，其中康复训练和康复治疗是康复机构主要提供的康复服务，因而选择此类服务项目的比重最大。接受职业培训的调查对象数量较少，可能的原因是：①与调查的部分对象年龄偏小有一定关系。②社会康复，特别是职业康复这一块非常薄弱。

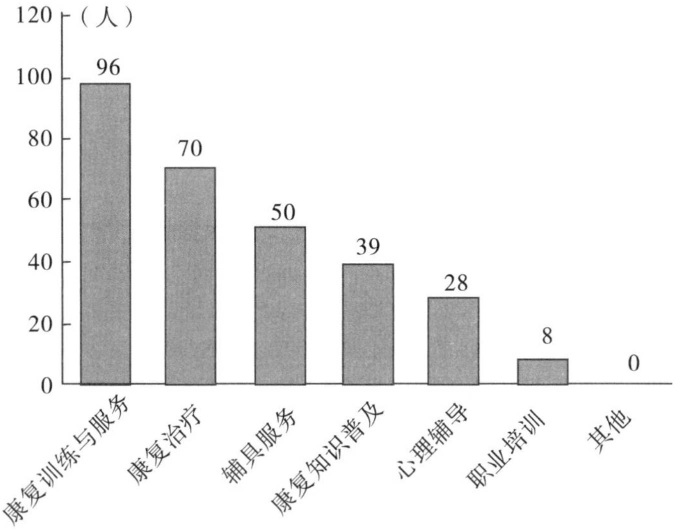

图4－2　残疾人接受康复服务的类型分布

2. 调查对象接受康复服务的地点

在接受康复服务的地点方面，绝大部分调查对象选择在专门的康复机构接受服务，有 85 人（83.3%）；在医院接受康复服务的有 52 人（51.0%）；去往社区接受康复服务的有 22 人（21.6%）；在自己家里接受康复服务的有 23 人（22.5%）。大部分调查对象在多个服务点接受过康复服务（见图4－3）。

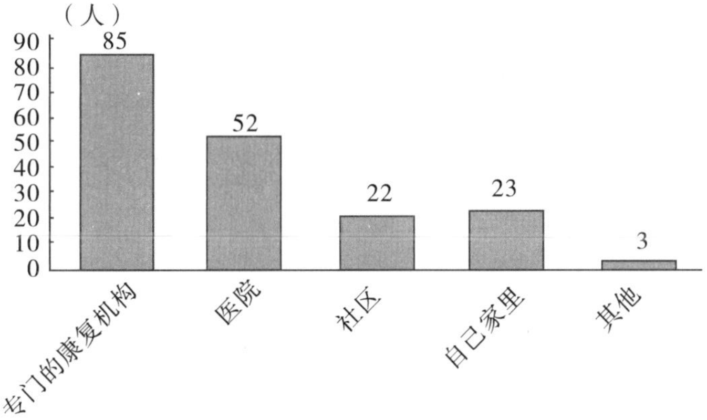

图4－3　残疾人接受康复服务的地点分布

3. 调查对象接受康复的年限与频率

在接受康复的年限和频率方面，调查对象接受康复服务的年限平均为3.3年，标准差为2.9年。绝大多数调查对象接受康复服务的频率为每周3~5次，人数为82人（80.4%）；频率为6~7次/周的有12人（11.8%）；每周少于3次的仅有2人（2.0%）。

4. 调查对象康复费用与康复效果的满意情况

在康复服务的费用支付情况方面，接受康复服务完全免费的有70人（68.6%），部分自费的有26人（25.5%），完全自费的有4人（3.9%）。在康复服务效果满意度方面，绝大部分调查对象感到满意或者非常满意，调查对象对康复服务效果非常满意的有36人（35.3%），47.1%的调查对象对康复服务效果感到满意，觉得康复服务效果一般的仅有18人（17.6%）。由此可以看出，政府对康复服务的费用资助基本做到了覆盖大部分残疾人，使得多数残疾人能够得到较好的康复费用资助和康复服务，大部分残疾人对康复服务效果较为满意（见表4-11）。

5. 调查对象接受康复服务的意愿地点

在康复服务地点选择方面，绝大部分调查对象希望在专门的康复机构接受康复服务，选择专门康复机构的有78人（76.5%），选择社区的有10人（9.7%），选择在医院或者自己家里接受康复服务的均为7人（6.9%）（见表4-11）。

6. 社区康复服务资源情况

在调查对象居住地社区康复服务资源方面，47名（46.1%）调查对象所居住的社区有康复服务资源，43名（42.2%）调查对象所居住的社区没有康复服务资源，12名（11.8%）调查对象对此情况不了解。由此可见，政府在促进社区康复服务资源配置方面有待加强，同时也要加强对社区康复服务的大力宣传。在社区康复站距离方面，调查对象所在居住区距离最近社区康复站小于2公里的有32人（31.4%），2~5公里的有27人（26.5%），大于5公里的有40人（39.2%），距离较远的比重较大（见表4-11）。

表 4－11　对残疾人康复服务相关情况的调查

康复服务情况		例数（人）	百分比（%）
康复费用支付情况	完全免费	70	68.6
	部分自费	26	25.5
	完全自费	4	3.9
	其他	2	2.0
康复服务效果满意度	非常满意	36	35.3
	满意	48	47.1
	一般	18	17.6
	不满意	0	0
	非常不满意	0	0
接受康复服务的意愿地点	医院	7	6.9
	专门的康复机构	78	76.5
	社区	10	9.7
	自己家里	7	6.9
所住社区有无康复资源	有	47	46.1
	没有	43	42.2
	不清楚	12	11.8
居住地离康复站距离	2 公里以内	32	31.4
	2～5 公里	27	26.5
	5 公里以上	40	39.2
	未填	3	2.9

7. 调查对象康复需求情况

在康复服务需求方面，对康复训练与服务有需求的有 54 人（52.9%），对医疗服务与救助有需求的有 52 人（51.0%），对知识普及有需求的有 39 人（38.2%），对辅具服务有需求的有 32 人（31.4%），对职业培训有需求的有 12 人（11.8%），对心理辅导有需求的有 30 人（29.4%），对其他方面有需求的有 9 人（8.8%）。绝大部分残疾人同时有两项以上的康复需求（见图 4－4）。

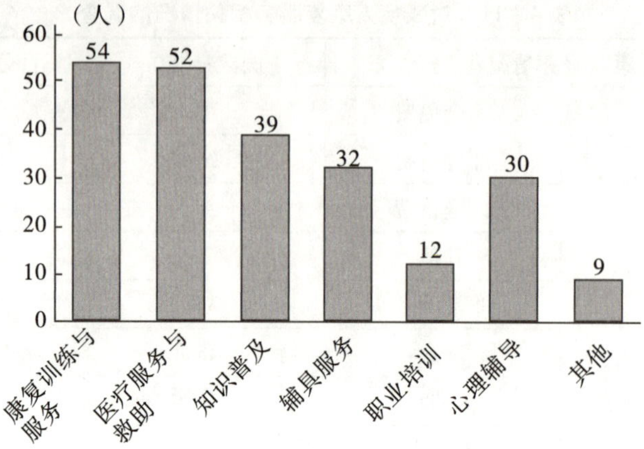

图4－4　残疾人康复服务的需求分布

8. 残疾人接受康复服务的影响因素

在影响残疾人接受康复服务的因素方面，选择自身家庭与经济因素的有63人（61.8%），选择康复服务提供的局限性的有44人（43.1%），选择政府政策制定与执行不完善的有31人（30.4%），选择对康复疗效的信任度的有36人（35.3%），选择康复服务的知晓度和宣传力度的有55人（53.9%），选择距离因素的有44人（43.1%），选择其他的有6人（5.9%）（见图4－5）。

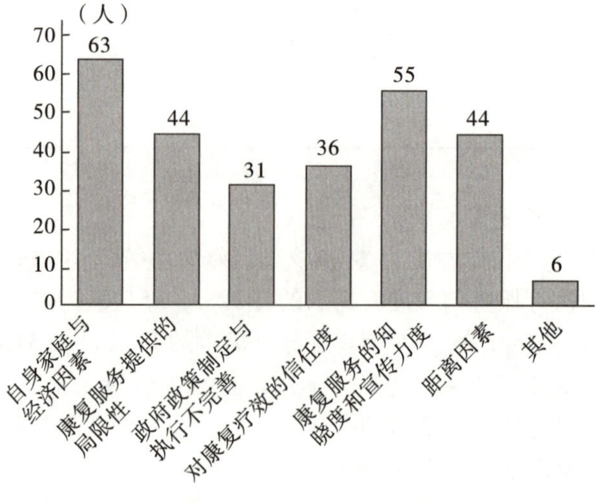

图4－5　残疾人接受康复服务的影响因素分布

9. 残疾人康复服务发展中的问题

在我国残疾人康复服务发展中存在的问题方面，选择法律法规缺失的有 18 人（17.6%），选择政府不重视的有 30 人（29.4%），选择资金严重不足的有 48 人（47.1%），选择康复资源短缺的有 64 人（62.7%），选择其他的有 16 人（15.7%）（见图 4－6）。

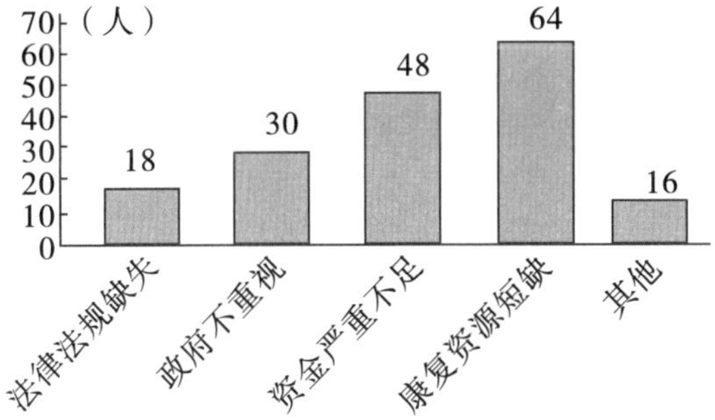

图 4－6　残疾人康复服务发展中的问题

10. 残疾人社区康复服务发展的建议

调查对象根据自身情况，在政府促进残疾人社区康复服务发展方面提出了建议，选择完善残疾人法律法规的建设的有 34 人（33.3%），选择加大残疾人康复服务的资金投入的有 68 人（66.7%），选择加强基层公共服务建设的有 66 人（64.7%），选择重视不同残疾人群体的特殊需求的有 54 人（52.9%），选择促进民间康复机构发展的有 40 人（39.2%），选择加大宣传力度的有 51 人（50%），选择其他的有 7 人（6.9%）（见图 4－7）。

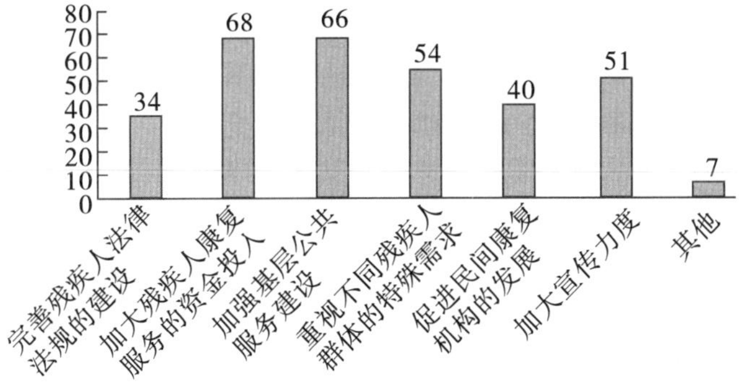

图 4－7　促进残疾人康复服务发展的建议

三、广州市残疾人社区康复服务所面临的主要问题

近三十年来，广州市在残疾人社区康复服务领域开展了大量工作，并取得了一系列显著成绩。但整体而论，目前广州市残疾人社区康复仍处于以医疗康复为主的初级发展阶段，这不仅与西方发达国家之间有很大差距，而且也滞后于广州市的社会经济发展水平，远不能满足残疾人日益增长的各类康复需求。结合本课题组对各区残联、康复站、工疗站和相关机构的实地调研，并综合问卷调查情况，以及本课题组与相关行政部门的访谈情况，现将广州市残疾人社区康复服务发展存在的主要问题归纳如下：

（一）社区康复服务工作机制有待完善，残疾人保障制度仍需健全

目前，广州市残疾人社区康复服务工作以强化自上而下“康复管理”为中心，倾向于从行政角度来解释“康复管理”的概念，并参照国家行政组织层层领导和指挥开展工作，属于“典型的一体化行政体系”管理模式。广州市残疾人社区康复服务工作由市、区残联主导，联合街道办、卫生局、人社局、民政局、教育局和妇联等部门协同开展工作。残疾人社区康复服务工作是一项既复杂又系统的工程，既需要强势部门的主导，又需要有效的协同工作机制。

广州市残联的机构属性和地位限制了其调动资源的能力，其相应的话语权也比较缺乏。广州市一些重大民生改革，特别是涉及残疾人群体的顶层改革，残联都未能参与设计。本课题组在调研中也看到了残联工作人员在工作中的困惑与无奈。同时，广州市残疾人社区康复服务工作未能建立强有力的协同工作机制，以协同各个相关行政部门。各相关行政部门工作的重点不同，各自都有自己的工作方法和思路，并对自己的残疾人康复服务工作进行独立管理，造成残疾人康复服务工作“碎片化”，既不利于统筹康复资源，也不利于残疾人寻求最全面的康复服务。在调研中，各区残联所反映的有关康复站和工疗站属性及安全隐患等问题，即可说明残疾人社区康复服务工作机制不完善，工作协同不到位。

残疾人作为一个特殊群体，需要完善且健全的保障制度，残疾人社区康复尤其需要强有力的保障机制来支撑。除残疾人社区康复基础设施、机构建设外，广州市从2010年起开始建立残疾人康复资助制度，经过七年发展，目前残疾人康复资助项目包含四大类：医疗康复资助、机构康复训练

资助、残疾人基本型辅助器具适配资助、残疾人办证资助，具体可再细分为15个资助项目。尽管广州市已建立起门类齐全、覆盖面相对全面的残疾人康复资助体系，为残疾人社区康复服务网络的运行与扩张提供了保障。但是，由于保障水平低，保障覆盖面狭窄，康复资助“一刀切”，尚未形成独立完整的体系，同时也缺乏更多有针对性的兜底保障政策，“雪中送炭”式的保障政策和符合残疾人实际需求且多元的服务项目尚待进一步完善。

此外，基于当前市情，残疾人社区康复概念和内涵尚未界定清晰，各区残联及基础工作人员对于残疾人社区康复的概念和内涵理解不够准确，导致思想不统一，工作的主动性和创新性不够，社会居民参与度不高，社区康复仍更多局限在医疗康复和康复训练。

（二）社区康复服务覆盖面比较有限，立体化服务网络尚未建立

近十年来，尽管广州市秉承残疾人社区康复的全纳原则，以残疾人“人人享有康复服务”为目标，采取多项措施，建立和健全残疾人社区康复服务网络，不断增加残疾人社区康复服务的供给。但由于各种主客观原因，现有的残疾人社区康复服务的覆盖面仍存在一定的局限性，仍难以满足残疾人群体不断增长的康复需求，也离国家所规定需要达到的目标有一定距离（见表4－12）。本课题组实地调研所反馈的信息也证实了这一点，特别是城乡结合部的从化区、花都区、增城区、番禺区、南沙区和黄埔区等，普遍反映残疾人社区康复服务覆盖面仍有待拓展。

表4－12　近3年广州市残疾人不同类别康复项目服务率

康复项目	2015年服务率（%）	2016年服务率（%）	2017年服务率（%）
康复医疗	81	81	77
功能训练	78	75	72
辅助器具	86	84	83
心理服务	94	93	92
知识普及	93	92	91
转介服务	81	81	79
其他	62	64	69

注：数据来自广州市残疾人社区康复系统。

从表 4 - 12 可知，近 3 年来广州市残疾人社区康复医疗、功能训练、辅助器具、转介服务四类主要内容的服务率均低于 90%；虽然心理服务、知识普及两方面的服务率貌似可观，但总体质量与效果不尽如人意。本课题组在实地调研过程中，曾对部分残疾人进行了问卷调查。该调查结果（尤其是心理服务、康复知识普及两方面）与残疾人社区康复系统所显示的结果差异较大（见图 4 - 2）。这从侧面也佐证了各区残联所反馈的一个信息，那就是系统档案资料和基础性服务工作可能存在比较严重的失真问题。

此外，广州市尽管大力推进基层康复站横向网络建设，却忽视了强化纵向网络的有效指导与指挥。截至目前，全市已建立社区康复站 181 个，康园工疗站 164 个，精神康复综合服务中心 12 个，加上间接为残疾人提供康复服务的社区卫生服务中心、医院、家庭综合服务中心等机构，初步形成了一个由点及线、由线到面的残疾人社区康复服务网络。但这样的一个服务网络仍是一种行政动员专业网络横向模式，缺乏专业网络和非正式自然社区网络等纵向网络作为补充和结合，横向与纵向网络更缺乏相互联动，立体化服务网络建设亟待加强。

（三）社区康复站投入与利用不足同时存在，整体运营不理想

残疾人社区康复站是残疾人社区康复服务网络的核心平台和支点。2012 年颁布的《广州市推进残疾人社区康复站建设及规范社区康复服务实施方案》对残疾人社区康复站的功能作了明确规定：提供康复需求调查；建立服务和训练档案；开展康复治疗、训练和转介服务；普及康复知识，提供康复服务等。本课题组对广州市各区部分残疾人社区康复站的实地考察结果表明，由于以下原因，残疾人社区康复站普遍存在经费投入不足、资源闲置与开发不足、管理不到位、整体运营效果不佳等问题，未能充分发挥社区康复站应有的功能。

1. 站点布局本身不够合理

广州市现有 181 个残疾人社区康复站按镇街整齐划一分布，没有根据各镇街残疾人的实际康复需求以及居住地域的差异予以设置，诸如从化、花都、增城等区的一些镇街，因残疾人居住分散、交通不便，很难集中于康复站内接受康复服务。目前这些区主要开展残疾人居家康复服务，这势必导致现有康复站的资源闲置。本课题组的问卷调查数据显示：在所调查的残疾人中，居住地离最近康复站 2 公里以内的只有 32 人（31.4%），

2～5公里的有27人（26.5%），大于5公里的有40人（39.2%）。该数据说明，残疾人进入社区康复站接受康复服务的确存在距离较远、站点布局不够合理等问题。

2. 康复站场地先天不足

课题组调研结果显示，目前，残疾人社区康复站场地来源有：残联自有或通过镇街协调出来的独立场地、与康园工疗站合用之场地、基层卫生服务机构提供的场地。其中，前两类场地占极大比重，但大多面积狭小，缺少消防安全验收手续，且场地多为租赁，存在一定的安全隐患和其他不稳定因素，原则上并不符合残疾人康复站相关管理制度的要求。第三类场地源于国家政策一度将残疾人社区康复服务纳入基层公共卫生服务范畴，但2011年后这一格局不复存在，该服务被剔除在基层公共卫生服务范畴之外，基层卫生机构不利用这类场地开展残疾人社区康复服务的动机与责任，社区卫生服务中心逐渐弱化其残疾人社区康复之功能。

此外，由于各种原因，目前通过项目招标引入的社会专业康复训练机构大多不依托康复站开展服务。各区残联反馈，基于康复站和工疗站属性不明的原因，持续有效利用和开发康复站和工疗站缺乏先天条件，只能被动应付上层的政策要求，而缺乏足够的激励去创新运营康复站和工疗站。

3. 缺乏专职人员与专项经费投入

社区康复站建成后，广州市残联按5万元/站的标准给予一次性购置训练器材补贴，此后按5 000元/（站·年）标准给予设备维修与专业人员培训经费，此外再无其他可靠的日常工作经费。目前，康复站管理人员与康复协调员多系兼职，甚至很多康复站基本处于无人管理状况，由工疗站工作人员代管。即使康复站有康复治疗师，也存在康复治疗师素质参差不齐等问题。本课题组走访了各区的近20个康复站和工疗站，“机缘巧合”碰到有残疾人在康复站接受康复训练的仅有一次。这说明，残疾人到站接受康复治疗或训练的次数本身比较少。管理制度不健全，运作经费不足，运营机制不灵活，康复专业人员缺乏等问题，致使康复站难以得到有效管理，也难以开展有效的康复服务，康复站这个平台的功能利用和开发严重不足。本课题组问卷调查数据显示，医院和专门的康复机构仍然是残疾人接受康复服务的主要场所（见图4－3）。

本课题组认为，《广州市推进残疾人社区康复站建设及规范社区康复服务实施方案》对残疾人社区康复站的功能定位过于宽泛，在经费和人员无法保证的情况下，让其承担这些功能不切合实际。如何因地制宜地调整和转变社区康复站的职能，创新运营模式，盘活现有康复站资源至关重要。

（四）残疾人社区康复服务队伍规模小、专业素质偏低、稳定性差

广州市残疾人社区康复服务工作所涉及对象分布地域极广，工作内容庞杂、工作量巨大，是一项系统且复杂的工程。残疾人社区康复服务要想得到可持续发展，必须要有一支稳定发展的、具有一定专业技术素质的、规模适宜的专业人才队伍。但受总体经费投入等因素的制约，目前这支专业人才队伍远不能满足广州市残疾人社区康复服务的发展需求，诸如社区康复站、康园工疗站和相关社会机构的辐射面都十分有限，主要问题具体反映在以下方面：

1. 缺乏专职且专业的康复需求调查人员

对残疾人康复需求、康复去向选择进行调查、建档，是残疾人社区康复服务流程的首要环节，也是一项非常专业的工作，需要专业人员来开展。英国非常重视对残疾人的康复需求进行调查与评估，专门指定职业治疗师来负责，科学且专业地界定残疾人的真实康复需求。《广州市推进残疾人社区康复站建设及规范社区康复服务实施方案》尽管明确了这一工作由各康复站配备的康复协调员来完成，但康复协调员多为各街道残疾人，且一般为兼职，其专业水准肯定难以保证。

目前，广州市各类残疾人人数约为15万（仅指持证残疾人），要达到“人人享有康复服务”的目标，由一支不足200人且基本为兼职的康复协调员队伍来开展并完成这一工作，其难度不难想象，其完成质量也可想而知。课题组从各区残联获取的信息表明，残疾人康复需求调查数据失真且严重滞后，相关工作人员难以胜任其职责。同时，由于未有相应经费安排，兼职康复协调员工作动力明显不足。事实上，残疾人康复需求调查是广州市残疾人社区康复服务体系最为基础的、关键的工作，但目前这一重要环节反而成了最大短板。数据失真和数据录入滞后，使残疾人社区康复信息系统形同虚设，未能充分反映残疾人的真实需求和康复服务的开展情况，严重影响到后续的康复服务、转介服务、评估服务等工作的开展，导致系统数据信息无法成为相关决策部门进行科学决策的依据。

2. 康复服务从业人员专业素质偏低

在广州市残联大规模设置残疾人社区康复站之前，残疾人社区康复服务主要由各街道社区卫生服务中心具体开展，从属于市残联的广州市残疾

人康复中心负责提供技术指导。按当时的相关规定，各街道社区卫生服务中心都配备了一名社区康复专责人员，并经培训后上岗。广州市残疾人康复中心于2009年10月分两批对154名康复专责人员进行了培训。何小英、杨秋苑在《广州市社区卫生服务中心康复专责人员配备及工作情况分析》一文中，曾对这批康复专责人员的学历、专业和职称结构等进行了分析。结果显示，虽然这支队伍的规模不足以全面开展残疾人社区康复服务工作，但成员的确具有较高的从事康复服务工作的专业素质与经验。

如前所述，2011年后残疾人社区康复服务已被剔除出基层公共卫生服务范畴，原各街道社区卫生服务中心所配备的社区康复专责人员不再设岗，社区卫生服务中心也不再把残疾人社区康复服务纳入其基本业务范畴，原来康复专业人才队伍的“正规军”不复存在。尽管社会机构在不断发展与壮大，但专业康复力量仍然非常薄弱。康复从业人员来自多个渠道，不仅队伍规模未见大扩张，其专业素质反而有所下降，尤其是政府招标引入的所谓社会专业康复机构，其康复从业人员多无康复专业背景，也无相关技术职称。2015年的一项调查数据显示，在18个社会服务机构从事社区康复服务工作的专业人员中，持有相关专业资格证的人员比例非常低。事实上，残疾人社区康复服务工作的性质与内容迫切需要复合型专业人才或全科医生，目前的康复从业人员普遍不具备这样的素质。

3. 康复服务从业人员流动性大，队伍稳定性差

本课题组对广州市各区残疾人社区康复服务队伍相关人员的调查与访谈表明，目前从事这一行业的人员主要是刚毕业不久的本科生与大专生，以大专生为主。他们大多把残疾人社区康复服务工作视为一种暂时性、替代性的工作，并无长期扎根残疾人社区康复服务工作的规划。康复从业人员流动性很大，特别是男性康复治疗师的流动性非常大，整个康复人才队伍稳定性差。主要原因如下：

其一，薪酬太低。目前，残疾人社区康复治疗师的入职工资大约为4 000元，各区差别不大，黄埔区和番禺区略高。这几乎是广州地区本专科毕业生就业的门槛工资，但根据残疾人社区康复治疗师的工作强度与技术含量，其入职工资的确偏低。以这样的工资待遇，基本不可能聘请到具有高学历、高职称和丰富工作经验的专职康复治疗师。本课题组调研结果显示，在广州市残疾人社区康复各机构的康复专业人才队伍中具有三年以上残疾人社区康复服务工作经验的康复治疗师极少。

其二，职业发展前景模糊。目前，残疾人社区康复服务因种种原因不

再纳入基层公共卫生服务范畴，广州市残联下属的各类康复机构被定性为民非企机构。这种模糊的属性定位，无形中增加了残疾人社区康复服务从业人员职称定级与晋升的难度，让他们毫无职业成就感，对未来职业发展也缺少良好预期。本课题组在调研时发现，康复治疗师职称晋升缺乏渠道，导致机构难以留住并吸引专业技术人员从事社区康复服务工作，这是各区残联一致反映的突出问题。

（五）残疾人康复需求调查失真，基础性服务工作不扎实

有效调查与评估各类残疾人真实的康复需求，是为他们提供康复服务、转介服务和康复资助的根本依据，也是提高残疾人康复服务和康复资助的公平性、发挥有限资源效率的保证。目前，广州市各区残疾人康复需求调查工作主要由各街道康复协调员负责开展，并建立残疾人康复需求档案。该调查基本属意向性调查，本身带有极大的主观性和随意性，加之康复协调员的非专职性、非专业性，由其填写的基本信息，其真实可靠性大打折扣。本课题组在调研过程中发现，各区残疾人康复需求档案建设滞后，多数是相关人员采用“运动式”“应付式”建立的，因此康复需求档案失真严重。由于残疾人需求调查本身操作的非专业性，再加上未能对该调查形成的康复需求做进一步的真实评估，必然造成输入系统内的残疾人康复需求与残疾人本身实际的康复需求脱节。缺乏残疾人真实康复需求信息，必然造成残联无法有效配置残疾人康复服务所需要的资源。

除了未能专业且真实地掌握残疾人的康复需求，其他基础性服务工作也亟待加强。本课题组在调研过程中发现：①各区残联对于各区残疾人实际数量、残疾人的残疾等级以及残疾类型等信息并不能完全掌握。②各区可利用的康复资源数量、康复治疗师人数等信息并未进行有效统计。③对残疾人的跟踪服务缺乏连续性和可持续性。这些都说明，针对残疾人社区康复的基础性服务工作不扎实，导致相关部门很难统筹协调并调动各方资源。残疾人康复需求调查失真，基础性服务工作不扎实，是当前残疾人社区康复服务工作比较混乱的重要根源之一。

（六）社区康复服务效果评估缺乏统一标准，管理不到位

2015 年，中国残联、国家卫计委和国务院扶贫办联合制订的《残疾人精准康复服务行动实施方案》强调了专业评估的重要性。对残疾人康复效果做出客观、真实的评估，不仅有利于对相关康复机构与从业人员的工作

进行管理与监督，也是对相关部门以招标方式购买社会服务予以考核的基本依据。当然，对社区康复服务效果的有效评估，能推动康复服务事业的健康持续发展，进而更好地服务于残疾人群。

目前，广州市各区对残疾人康复效果的评估，主要来自服务机构对服务对象的问卷调查或访谈，以及各区通过购买服务邀请的第三方评估。在评估过程中，既缺乏统一的评估标准，也没有具体的评估指引，造成第三方评估缺乏权威性和公平性。与此同时，针对社会服务机构和残疾人康复效果的评估更多基于数量化指标，也即服务的时间与次数等，欠缺质量方面的考评，缺乏规范性和有效性的评估，其评估的真实性也有待考证。各区残联普遍反映，对于残疾人社区康复效果的评估需要全市统一管理，制定评估标准与规范，以打破当前效果评估相对混乱的局面。

（七）管理人员偏少，政策宣传不够

残疾人社区康复服务是一项需要协同多个部门的、调动诸多社会资源的、极为复杂的系统工程，但目前广州市残联及各区残联的管理人员偏少，严重制约着该项工作的有效推进。本课题组在近一个月的实地调研中，密切与市残联和各区残联的工作人员接触，明显体会到残联系统的管理人员工作量大，工作范围涉及面广，人员编制偏少等问题。各区残联在反馈工作困难时，也普遍提到人员编制少，难以保证工作有效开展这一问题。

管理人员偏少似乎也影响着当前残疾人社区康复政策的宣传。本课题组在调查中发现，残疾人普遍对政府残疾人社区康复的相关政策不了解，部分残疾人对康复知识的认知程度偏低，残疾人获取康复服务信息的途径也比较单一。本课题组在问卷调查和访谈中发现，多数残疾人的康复知识是通过居委残疾人康复协调员和街道残疾人康复指导员获得的，很少通过康复宣传资料（或宣传网页）获得。事实上，有效宣传和全面提高知晓率是影响残疾人社区康复服务工作能否顺利推进最为重要的因素。问卷调查中有一半以上的调查对象表示，加大宣传力度是有效推进残疾人社区康复服务工作的重要举措。本课题组为此特别搜索了各区残联官网，结果发现，各区残联官网窗口建设不到位，部分区残联是没有官网的，部分官网无法打开，有些虽然板块建设比较齐全，但更新慢、内容陈旧。在互联网时代，残联官网作为一块最基础的宣传阵地，目前尚未有效开发。

（八）数据信息系统建设滞后，与其他相关部门系统不匹配

在信息化快速发展的当今社会，“互联网＋”和大数据被广泛开发和应用，但残疾人数据信息系统建设相当滞后。首先，残疾人社区康复系统运行非常缓慢。其次，残联系统内不同数据库之间不能进行数据共享，致使同样的数据需重复录入，浪费大量人力、物力。再次，残联系统的数据库与其他部门的相关系统不匹配，难以进行数据共享。最后，原有数据信息系统和新开发的数据信息系统之间无法对接，故而需重复录入。本课题组在实地调研中发现的数据信息系统运行缓慢，不同级系统不匹配，数据资源难以共享等问题，也是各区残联普遍反映的突出问题。

第五章　广州市残疾人社区康复服务的挑战与对策

新时代新形势下，在我国全面建成小康社会的关键时期，残疾人群作为一个特殊人群，更加需要共享我国社会经济发展的成果，这必将推动我国残疾人事业在新的时期迈上一个新的台阶。尽管广州市残疾人社区康复服务工作曾一直是国内其他城市学习的典范，但在新的时期，广州市残疾人社区康复服务工作也将面临新的挑战，需要采取多项举措，创新机制与模式，更好地持续发展残疾人社区康复服务工作。

一、广州市残疾人社区康复服务的挑战

尽管广州市残疾人社区康复服务工作发展迅速，也产生了较好的社会效益，但面对社会公共服务改革和残疾人群体结构、数量以及个体需求不断变化的新形势，广州市残疾人社区康复服务面临诸多新的挑战。

（一）人口老龄化对残疾人社区康复服务提出了挑战

老年残疾人成为残疾人主体和残疾人口增长主体已是事实，表明残疾人康复需求及其实现方式将会发生较大变化，社区康复服务将面临更大的压力。广州市自 1992 年进入老龄化社会后，经过 24 年的发展，老年人口规模持续加速增长，人口老龄化进一步加剧，呈现出家庭小型化、老龄化、高龄化、空巢化“四化叠加”的新态势。统计显示，广州市包括独居老人在内的“空巢老人”占八成之多。2015 年，广州市 60 岁以上的老年人口已经达到 147. 53 万人，占户籍人口总量的 17. 27%，65 岁及 65 岁以上老年人口为 987 701 人，占户籍人口总量的 11. 56%。2012—2015 年 60 岁以上老年人口数量以每年净增 7 万人的速度增长，老年人口数量和高龄人口比例也继续增加，这表明广州市人口老龄化的速度加快，老龄化程度

进一步提高，已进入中度老龄化社会。

广州医科大学课题组根据2010年广州市60岁以上老年人口失能率和2012—2015年60岁以上老年人口数，并假设失能率增长幅度为零，推算出2015年广州市老年户籍人口中完全失能人数约为26 261人，半失能人数约为84 535人，共计110 796人。根据该课题组的进一步推算，预计2016—2020年广州市老年户籍人口中完全失能人数分别约为34 854、38 224、41 672、45 549、49 709人，半失能人数分别约为112 463、122 803、134 067、146 329、159 859人（见表5－1）。到2020年，完全失能和半失能的广州市老年户籍人口数将接近21万，社区居家护理所需要的不同护理等级总量约为146 697人，机构护理所需要的不同护理等级总量约为62 870人（见表5－2）。从以上数据可知，人口老龄化会导致老年残疾人口的规模日益庞大，这将是广州市残疾人社区康复服务所需要面对的新挑战之一。

表5－1　广州市2016—2020年失能人口规模

年份	老年人口数（人）	失能率（%）			失能人口规模（人）		
		半失能率	失能率	合计	半失能	失能	合计
2016	1 549 079	7.26	2.25	9.51	112 463	34 854	147 317
2017	1 626 533	7.55	2.35	9.90	122 803	38 224	161 027
2018	1 707 859	7.85	2.44	10.29	134 067	41 672	175 739
2019	1 793 252	8.16	2.54	10.70	146 329	45 549	191 878
2020	1 882 915	8.49	2.64	11.13	159 859	49 709	209 568

资料来源：刘俊荣，黄远飞，范阳东．广州市建立长期护理保险制度研究［M］．北京：红旗出版社，2018.

表 5－2　广州市不同护理服务模式、不同护理等级的需求量

（单位：人）

年份	护理方式	一级及以上护理	二级护理	三级护理	合计
2016	社区居家护理	36 093	30 937	36 093	103 123
	机构护理	30 937	4 420	8 839	44 196
2020	社区居家护理	51 344	44 009	51 344	146 697
	机构护理	44 009	6 287	12 574	62 870

资料来源：刘俊荣，黄远飞，范阳东．广州市建立长期护理保险制度研究［M］．北京：红旗出版社，2018.

（二）社会经济改革的全面深化对残疾人社区康复服务提出了挑战

从党的十八大到十九大的顺利召开，我国社会经济体制改革进入全面持续深化阶段，特别是十九大后，国家部委等机构进行了较大幅度的调整。在新时代新形势下，民生问题成为从中央到地方的关注重点，残疾人社区康复服务事业的发展获得了前所未有的机遇。当然，这一形势也对残疾人社区康复服务事业的发展提出了新的要求，对残疾人社区康复服务资源的有效整合提出了挑战。

残疾人社区康复服务是一项跨学科、多专业、综合性的，需要多部门、多主体和公众参与的社会化工程。广州市残疾人社区康复服务在部门协同、社会参与等方面原本就存在不足，造成管理“碎片化”、社会资源动员不足等突出问题。“关于残疾人社区康复服务不纳入社区卫生服务的基本公共服务范畴”这一政策的调整，给广州市残疾人社区康复服务带来了巨大的冲击。广州市残疾人社区康复服务工作的有效推进离不开卫生、民政、人社、教育、妇联等其他行政部门的协同参与。新一轮行政机构和职责的调整，长期来看必将有利于残疾人社区康复服务工作的发展，但从

短期来说，可能会给广州市残疾人社区康复服务工作带来一些冲击，形成新的机构和业务整合的挑战。

（三）社区康复需求由粗放型向精细型发展给残疾人社区康复服务带来挑战

广州市残疾人社区康复服务经过20多年的发展，各项工作均有起色。结合我国社会经济的发展，从国家到地方，都对残疾人社区康复服务提出了更高要求，残疾人群体的康复需求也逐渐多元化，并向更高层次的需求提升，社区康复需求由粗放型向精细型发展。从广州市残疾人社区康复的实际情况来看，需求从粗放型向精细型转变，既需要扩大残疾人社区康复服务的“量”，又需要全面提升残疾人社区康复服务的“质”。这对广州市残疾人社区康复服务来说，自然是一个新的挑战。

本课题组的调研结果显示，广州市残疾人社区康复服务在“量”上仍存在覆盖有限的问题，在“质”上则更需要全方位的推进。广州市残联应借助行政治理和社会治理全面提升的“东风”，竭力推进残疾人社区康复需求由粗放型向精细型转变，以求真务实的工作去迎接这一挑战。

二、进一步推进广州市残疾人社区康复服务工作的对策与建议

在经济社会发展新常态下，民生问题将成为我国“十三五”发展规划中的焦点问题。残疾人社区康复服务工作将在我国社会保障体系不断健全与完善中走上一个新的台阶。《广东省残疾预防行动计划（2017—2020年）》要求，到2020年，全省有康复需求的残疾儿童和持证残疾人接受基本康复服务的比例达80%以上，无障碍环境显著改善；到2020年，广州市有需求的残疾儿童和持证残疾人接受基本康复服务的比例要达90%以上。结合这一基本目标，针对当前存在的问题与挑战，广州市残疾人社区康复服务工作应从以下方面着力：

（一）加强与相关部门的沟通与协同，多渠道增加社区康复服务供给

随着残疾人社区康复服务工作从以医疗康复为主转变到以执行社会康复任务为主，必然要求残联工作从单个或少数部门负责运作为主转变为多

个部门紧密协作与全社会参与，需要把进行常态性的全面康复服务工作与执行阶段性的重点康复任务结合起来。同时，残疾人社区康复服务工作不仅要满足社区残疾人群体多元化的包容性发展需求，又要顾及个别残疾人特殊的具体需求，这就需要增加残疾人社区康复服务供给的渠道。

1. 加强系统内及相关部门间的沟通与协同

新形势下，广州市残联不仅要加强与残联系统内上下级的沟通与协同，同时也要加强与相关部门的沟通与协同，这是共同开发并培育各类社会资源，更好地为残疾人群提供多层次、多元化服务的必然要求。

（1）需要加强与残联系统上下级的沟通与协调。尽管广州市是我国残疾人社区康复最早的试点城市之一，残疾人社区康复服务工作走在全国前列，但仍需要积极与全国各级残联加强沟通与协调，需要积极与各区残联紧密协同，这是提高残联系统内整体工作效率的有效方式。课题组调研中所发现的各区残联工作对接不顺畅、省市两级系统不匹配等问题，都可以通过加强系统内的沟通与协调予以解决。同时，通过与省内和省外残联的交流与沟通，可以取长补短广泛吸取有益经验，改进工作方式。

（2）需要加强与街道办、卫生、人社、民政、教育和妇联等行政部门的沟通与协同。康复站和工疗站建设、康复协调员安排等诸多工作都离不开街道的支持，残联基层工作的有效开展，必须要得到街道的密切支持，这就要求残联加强与其沟通与协调。要通过与卫生部门的沟通与协同，促进医疗系统康复资源的有效利用，特别是社区卫生服务中心的康复阵地和医疗系统康复技术指导功能的利用。要通过与人社部门的沟通与协同，共同培育能促进康复人才队伍建设和完善残疾人社会保障的有利环境。残联与民政部门间的关系更加紧密，相关功能职责互有重叠，更加需要全面沟通与合作，整合资源，形成合力，以有利于残疾人形成“全人照顾、全程照顾”的服务模式。残联与教育部门的沟通与协调，则是落实社会康复服务工作发展的需求。残疾人受教育程度普遍偏低，与社会发展不相适应，需要教育部门采取特别措施予以重视。与妇联的合作，既可以更好地关注妇女和儿童残疾人，还可以推动残疾人预防工作的开展。问卷调查显示，先天性致残的比例高达 40% 以上，这说明加强生育前的筛查监测必不可少。

（3）加强与国际组织和社会组织的沟通与协同。通过与国际组织的合作，引入最新的社区康复理念、好的工作方法和国际资源。残疾人社区康复服务工作离不开多方主体的积极参与，在吸引社区居民积极参与的同时，促使社区企业和其他社会机构参与到残疾人社区康复服务工作中来，真正实现残疾人社区康复的社会化。

2. 多渠道增加残疾人社区康复服务供给

一个城市或地区残疾人社区康复服务的发展水平，宏观上取决于其整体社会经济发展水平，而服务供给能力决定服务的规模或覆盖面，也影响服务的质量。广州市应协同各种社会力量，多渠道增加残疾人社区康复服务供给。

（1）依据广州市财政收入增长情况和物价增长指数，建立残疾人社区康复财政资金投入动态增长机制。本课题组实地调研的结果表明，各区残联日常运作经费紧张，康复资助标准与深圳和上海等城市相比也有较大差距。为此，广州市有必要建立社区康复财政资金投入动态增长机制，适度且稳定地增加残疾人社区康复日常工作经费和康复资助资金，提高资助标准，扩大资助项目范围（目前，日常工作经费按辖区户籍人口 0.5 元/人安排，康复资助资金则按辖区户籍人口市、区两级各 4 元/人安排）。本措施的实施能够为残疾人社区康复的财政投入建立一种稳定且持续的长效投入机制。

（2）扩宽社会筹资渠道，吸纳各类社会慈善基金与募捐资金投入社区康复服务中。残疾人社区康复服务的有效供给以资金的筹集为前提，广州市残联应在现有渠道的基础上，进一步加强科学管理，增强基金的筹资、管理与使用的透明度，积极扩展各种渠道，尽可能吸纳更多的社会慈善资金和募捐资金，以用于残疾人社区康复，从而增加社区康复服务的供给。

（3）开拓各类社会资源，增加不同类别的社区康复服务。广州市高等院校资源丰富，各级残联应与开设社工、康复、心理等相关专业的高等院校和康复医学会等学术团体展开深度合作，将各街道的残疾人社区康复站、工疗站等开辟为教学实习基地和实践基地，充分利用这些平台，以增加各类社区康复服务。另外，要借助广州市社会义工和志愿者等社会化服务蒸蒸日上的良好契机，进一步有效组织和开发好社区居民和社会志愿团体，使其更多参与到残疾人社区康复服务中来。在残疾人心理疏导与康复知识普及方面，社会义工和志愿者大有可为，而这又是残疾人群普遍需求的基本康复服务。

（4）进一步健全和完善免税、减税和抵税等税收优惠政策，鼓励更多社会资本投资于残疾人社区康复服务事业，注册成立更多的社会组织或机构，从而增加残疾人社区康复服务的供给。

（二）健全和完善各项制度，强化资源有效整合与服务机构监管

残疾人社区康复服务工作是一项复杂的系统工程，其法律法规与相关制度需要不断健全与完善。同时，不但要多渠道增加残疾人社区康复服务供给，进行增量调整，也需要对现有资源进行有效整合，实施存量整合，强化对社会服务机构的监督与管理。

1. 进一步完善地方条例和规章制度

尽管广州市残疾人社区康复服务工作在全国率先开展，基础较好，但在新的形势下，面对新的目标任务，广州市残联有必要进一步完善地方条例和各项规章制度，为残疾人社区康复的发展提供最佳的制度保障。在调研中，基层残联和社会服务机构均反映广州市残疾人社区康复有关条例与规章制度存在进一步优化的空间，应以系统性和可操作性相结合作为基本原则，不断完善各项制度。深圳市龙岗区为进一步推进残疾人社区康复服务工作的发展，优化服务流程，专门出台了八项管理制度、七项技术规范和十项相关制度。广州市应在理清现有条例与规章制度的基础上，依据当前的新形势和新目标，进一步健全和完善相关条例和规章制度。

2. 分类管理残疾人社区康复服务工作的内容与项目，有效整合现有资源

本课题组认为，要提高社区康复站和工疗站的利用，有效整合现有资源，有必要对残疾人社区康复服务工作的内容与项目进行分类管理。依托残疾人社区康复的具体内容和项目与相关机构（如社区卫生服务中心、社区医院、高校、康复学会等）进行资源整合，这是原有医学社区康复模式的优势。现在，通过赋予社区康复服务新的内容和项目，利用具体的康复内容与项目，进一步挖掘现有资源，提高其利用效率。要根据现有社区康复站的实际条件，对其功能进行重新调整与定位，结合其特点，履行其具体功能，而不是大包大揽，却一事无成。例如，某些条件极其一般的站点，只可从事康复需求调查之类的工作。

为了更好地提高康复站和工疗站的利用，提高其运营效率，可参考广州市妇联对各公共场所母婴室的运营。广州市妇联自 2016 年以来，牵头推进公共场所母婴室建设，采用“政府主导、社会参与、市场运作”的思路，由社会机构负责运营，第三方社会机构负责监管。广州市残联应允许各区残联委托社会机构运营各区基层康复站和工疗站，并制定具体的政策指引与要求，这是盘活基层康复站和工疗站的有效方式。同时，广州市残

联应会同民政局、卫计委，积极与街道协调，争取把目前由民政局管辖的家庭综合服务中心、卫计委管辖的社区卫生服务中心以及护理站等平台协同与残联的康复站、工疗站尽可能搭建在一起，以利于对有限资源进行整合。本课题组在实地调研荔湾区东漖街家庭综合服务中心时发现，该中心与残联的康复站、工疗站等平台搭建在一起，通过相互合作、资源整合形成合力共同为街道老年人、残疾人等服务，获得广泛好评。在目前康复治疗师、社工人员和护理人员均不足的情况下，该模式应该更有效地利用这些有限的人力资源。

3. 制定各类社区康复服务标准，强化对社会服务机构的监督与管理

从本课题组对各区的调研情况来看，不同区对社会服务机构的监管存在一些差异，规范程度也不一样。尽管需要积极支持与大力培育社会服务机构，但并不能放松对它们的监管。基层残联呼吁，要从市级层面出台相关监督与管理的制度与规范，形成定期和不定期检查制度，加强对社会服务机构的考核与监管。同时，在对残疾人社区康复服务内容和项目实施分类管理的基础上，要对社会服务机构所开展的不同类型的社区康复服务制定服务体系和标准流程，以便更好地规范各类社会服务机构，促进行业健康发展。

（三）强化基础性工作，扎实做好残疾人康复需求与康复效果评估

在调研过程中，各区残联普遍反映基础性工作不好开展，不但缺乏经费，缺乏专业人手，而且群众知晓率低，同时社会参与度不足。基于基础性工作的重要性，有必要采取多项措施，强化基础性工作，扎实做好残疾人社区康复需求评估、康复效果评估和社区康复的宣教工作。

1. 安排并落实相应的财政专项经费

为了落实以上三项工作，有必要安排相应的财政专项经费，该经费具体包括残疾人康复需求评估费、康复效果评估费和社区康复宣教费。参考残疾人评残的费用标准，以及上海市长期护理保险制度失能人员评估费用和广州市长期护理保险制度失能人员评估费用标准，根据残疾人社区康复需求评估流程（见图 5－1）和社区康复服务效果评估流程（见图 5－2），每次评估包括基本人工费用、电话费用、交通费用、评估专家费用和数据填报费用等，合计费用至少为 250 元。对失智人员、精神残疾人员的需求评估和效果评估费用更高。因此，本课题组建议：广州市财政应设立专项经费，按照人均评估费用 200 元进行财政预算，以满足基本经费的需要

（上海市长期护理保险制度失能人员评估费用安排：财政支付 180 元 + 个人 60 元 = 240 元；广州市长期护理保险制度失能人员评估费用基本在 300 元左右；目前广州市残疾人评残费用约为 80 元）。实施残疾人社区康复需求评估和社区康复效果评估是落实精确康复的必然要求。根据现有的广州市残疾人社区康复系统数据，目前有社区康复需求的残疾人数约为 65 000 人，因此，广州市残疾人社区康复需求评估和效果评估的基本经费约为 65 000 × 200 = 1 300 万元。另外，本课题组在调研中发现，残疾人社区康复的宣教工作非常薄弱，有必要安排相应的宣教经费，以提升整个社会对该工作的认知度与重视程度。据此，应安排残疾人社区康复的专项宣教经费 200 万元，由市残联统一支配，用于全市社区康复的宣教工作。

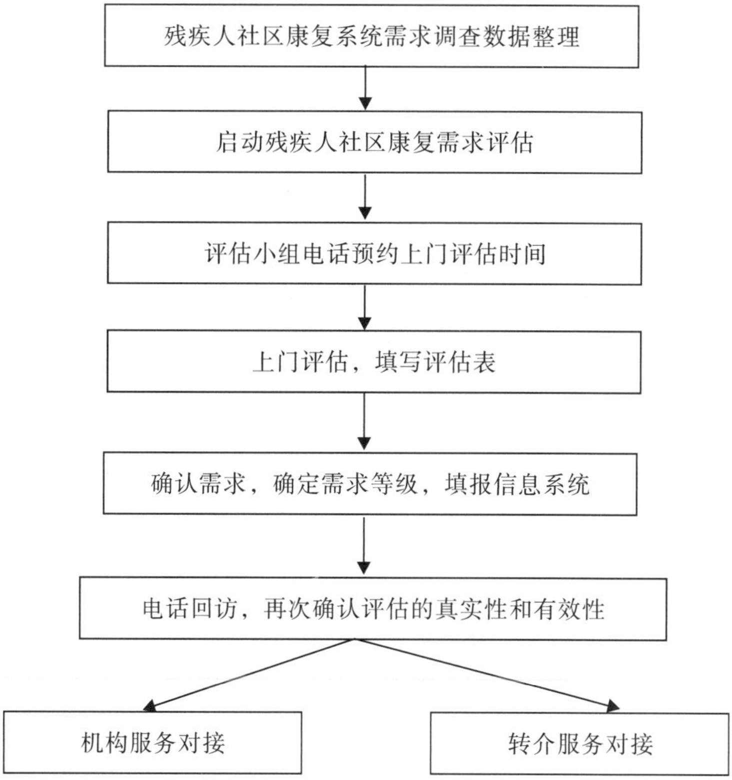

图 5 – 1　残疾人社区康复需求评估流程

2. 建立残疾人社区康复需求评估制度

借鉴英国的做法，对残疾人社区康复需求做专业评估，这是有效开展残疾人社区康复服务工作的第一步，也是实现后续各项工作有效接轨和提高残疾人社区康复服务体系整体效率的关键。

首先，组织和安排好实施残疾人社区康复需求评估的机构和专业人员。借鉴英国的康复需求评估调查，评估工作由职业治疗师来完成，个别残疾人康复需求甚至需要动用由各类专家组成的评估团队。通过职业治疗师与残疾人本人的良好沟通，最后形成正确的残疾人康复需求评估，从而顺利过渡到后续的康复服务或转介服务。广州市可采用集中购买服务或者委托等形式，组织专业的社会机构，通过安排具有专业知识的人员，采用上门评估和到康复站评估等多种方式，全面而扎实地做好残疾人社区康复需求评估，并将真实的社区康复需求评估结果和相关信息统一录入残疾人社区康复系统。

其次，逐步完善残疾人社区康复需求评估体系，并与康复资助相互配套。本课题组在调研中发现，当前的残疾人社区康复资助基本实施“一刀切”，未能细分，缺乏弹性，不利于康复资金的有效利用，也没有优化满足不同残疾人的需求。之所以当前的康复资助比较“粗条”，而不“精细”，是因为需求评估没有细化，无法提供有效的细化资助依据。为此，在启动残疾人社区康复需求评估后，要逐步建立并完善其评估体系，按照不同残疾人类型，制定不同的需求评估标准，并逐步进行需求等级评定。在此基础上，根据不同类型需求、不同等级需求拟定相应的基本社区康复服务包，从而确定不同的康复资助标准，逐步做到精确资助。

3. 建立统一规范的残疾人社区康复服务效果第三方评估体系

残疾人社区康复服务效果直接关系到残疾人的切身利益，也涉及投入残疾人社区康复服务中的社会资源的利用。针对残疾人社区康复服务效果，实施有效评估、规范行业发展非常关键。基于现有评估存在的问题，广州市应建立统一规范的残疾人社区康复服务效果第三方评估体系。

首先，广州市残联应组织专家，分类制定不同类别残疾人社区康复服务效果的评估标准。目前，残疾人社区康复服务效果评估标准既不统一，也不科学，难以真正评估社区康复服务的实际效果。制定不同类别残疾人社区康复服务效果的评估标准是一项非常专业的工作，应在吸取国内外不同标准的基础上，结合广州市目前的社区康复条件，制定符合广州市实际情况、科学且可操作的评价标准，并形成动态修订与完善机制。

其次，建立残疾人社区康复服务效果第三方评估体系。由广州市残联负责全程监管，广州市残疾人康复中心牵头，组建常设机构，协调日常具体评估事务，建立残疾人社区康复服务效果第三方评估平台，分别包括评估专家库、评估系统、申诉机制、评估经费安排等。同时，制定第三方评估社会组织的门槛，吸纳符合条件的第三方社会组织具体实施评估（见图5－2）。

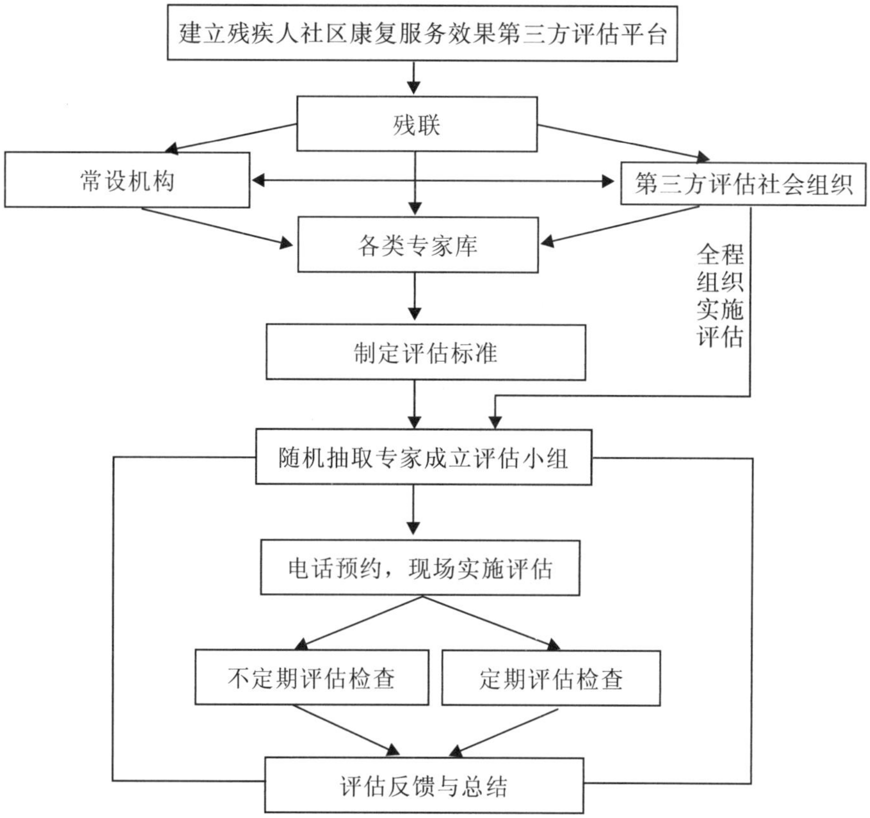

图5－2　残疾人社区康复服务效果评估流程

4. 构建宣传阵地，强化残疾人社区康复服务的宣传教育

残疾人社区康复服务是一项复杂的社会化工程，需要专业组织、全面动员和社会广泛参与。本课题组在实际调研中发现，残疾人社区康复服务

的宣传教育非常薄弱，制约了残疾人社区康复服务的深入推进。

首先，各级残联要有意识地构建稳定且持久的各类宣传阵地。从广州市残联到各区残联应全面整改相关网站，维护并及时更新网站信息，将其打造成最为重要的宣传窗口。开发并运营好有关残疾人社区康复的 App 及微信公众号，充分利用移动互联网，做好宣传与服务工作。

其次，邀请各类专家，制作各类精良的康复宣传视频和教育视频，实施全员推送和精准推送。目前，残疾人及其家属的康复意识不强，康复知识的知晓率非常低，广州市残联极其需要将社区康复宣传教育作为一项重点工程来打造。与此同时，社会公众参与残疾人社区康复服务的积极性也不够，需要通过加大对公众的宣传，促进社会公众广泛参与残疾人社区康复服务工作。

（四）积极培育社会服务机构，壮大康复工作人才队伍

残疾人社区康复需求正在不断增加，且日益多元化和多层次。本课题组在调研中发现，残疾人的诸多基本康复需求仍无法得到满足，而个性化需求又开始逐渐增多。为此，广州市各级残联应采取多项措施，积极调动各种社会资源，大力培育社会服务机构，以满足残疾人社区康复需求。

1. 培育残疾人社会服务机构，营造其适宜的社会环境

目前，广州市为残疾人社区康复提供服务的社会机构数量偏少，且良莠不齐，需要大力培育。广州市长期护理保险制度自 2017 年 8 月试行以来，提供长期护理服务的机构和服务人员成为制约该制度运行的最大因素之一。目前，广州市人社局和民政局正加大力度，采取多项措施，积极培育各类社会护理机构。广州市残联可借鉴其经验，利用残疾人社区康复服务行业协会平台，积极培育并引导社会服务机构的健康发展。同时，广州市残联也要从社会环境方面着手，营造适宜社会服务机构发展的有利环境。通过税收优惠、财政补助等多种方式，直接支持社会资本、社会组织兴办社会服务机构，不断增加多样化、专业化的残疾人社区康复服务。通过规范残疾人社区康复服务行业市场，促进社会组织机构的合理竞争，不断提升服务质量与服务能力。

2. 制订康复服务人才培养和发展规划，补助社区康复专业技术人员

康复服务人才缺乏且队伍不稳定是目前国内残疾人社区康复服务的突出问题。广州市应高度重视残疾人社区康复服务人才队伍建设，采取多项措施，支持社区康复服务人才的培养与壮大。

（1）制订全市康复服务人才培养和发展规划。广州市残联要长远谋划，全面做好全市康复服务人才的培养和发展规划。通过积极与教育部门、高等院校沟通协调，增加相关专门人才的招生与培养，如康复治疗师、社会工作者、心理咨询师、全科医师等，以此增加康复服务人才的渠道来源。

（2）补助社区康复专业技术人员。广州市残联可借鉴市民政局支持养老护理员队伍建设的政策措施，针对每一位从事残疾人社区康复的专业技术人员，依据其专业类别，予以不同额度的财政补助。

（3）建立社区康复专业技术人员的继续教育与定期培训制度。广州市残联应联合康复服务技术指导中心，如康复中心、综合医院康复科、高等医学院校等，定期免费举办各类康复技术服务的专项培训，提高康复专业技术人员的专业技能，增强其职业归属感。

（4）打通社区康复专业技术人员的职称晋升通道。广州市残联应积极与相关部门沟通，争取实施全市康复专业技术人员专业职称的统一管理，打通其专业职称的评聘通道，明晰其职业发展的良好前景。这是社区康复服务工作吸引人才、留住人才、壮大队伍的关键。

（五）搭建统一平台，加快残疾人社区康复服务工作信息化建设

要提高广州市残疾人社区康复服务体系的整体效率，就必须充分抓住现代信息技术飞速发展所带来的机遇。

1. 搭建统一的信息化平台，完善并优化各类信息模块

广州市残联应投入重金，聘请专业机构为其搭建统一的信息化平台，加快推进残疾人社区康复服务工作信息化建设。在搭建全新的信息化平台前，应对区残联工作人员、服务机构工作人员、康复治疗师、残疾人、街道康复协调员等相关人员展开调研，征求意见，以便开发的信息化平台能方便其顺利开展工作，更好地服务于残疾人群。在“十三五”期间，广州市残疾人社区康复服务工作要迈上新的台阶，则搭建全新的、统一的信息化平台是广州市残联一项最为基础的工作，应投入相应的专项资金予以构建。

2. 打通横向与纵向信息通道，实现资源共建共享

深圳市通过信息系统的构建，打通了市、区、街道和社区四级转介服务管道，实现了评估转介与服务流转、服务跟踪的有效衔接和运转，并利用信息系统实施个案管理，为每一位服务对象建立电子档案，档案随服务

流转，实施服务跟踪，做到对服务对象的“全生活”转介和服务，并随时查阅其康复现状。广州市要实现残疾人社区康复服务工作由粗放型向精细型转换升级，就必须全力打造全新的、统一的信息化平台，并利用该平台打通横向与纵向信息通道，实现各类资源信息的共建共享，从而全面推进残疾人社区康复服务工作信息化建设。

3. 利用信息联网打造“一卡通”服务，理顺康复资助费用划拨业务

当前，广州市残疾人康复资助费用支付方式属于“先消费，后报销”，这种方式导致的问题有与残疾人康复费用需求存在时差、限制接受康复服务的地点、不利于残疾人异地结算以及康复多元化发展等。本课题组通过实际调查也发现，现有的残疾人康复资助费用支付方式，使残疾人的康复费用需求不能得到及时满足，使康复资助具有被动性，影响残疾人康复朝多元化发展。广州市应利用搭建社区康复信息化平台、打通横向与纵向信息通道的良好契机，打造“一卡通”服务。

本课题组认为，通过打造“一卡通”服务，统一利用医保卡划扣康复资助费用。即运用医保卡的社保功能，添加残疾人康复资助费用模块，在经过精准康复服务小组评估后，参考精准康复服务管理系统中的档案，而后由各级残联把所需的总康复资助费用打到康复资助申请人的医保卡中，康复资助申请人在康复点接受康复服务时，按规定用医保卡依次进行费用划扣即可。2012 年国家卫计委改进了医疗保险管理信息系统，推动并实现了居民在各级各类医疗卫生机构就诊“一卡通”。如今，医保卡基于区域卫生信息平台、居民电子健康档案以及医疗机构电子病历，可以实现跨区域跨机构费用结算和就医数据交换。在此基础上，开发能实现全国通用的康复资助费用模块，实施医保卡划扣康复资助费用就具有良好的技术保障。广州市政府及残联应当深化残疾人康复管理制度改革，多部门协同，利用现有的运行基础和信息化平台，加快推进实施利用医保卡划扣残疾人康复资助费用，尽快实现残疾人康复服务“一卡通”。

附录一　广州市各区残联及机构访谈调研记录

从2017年10月下旬开始，到2018年1月初，广州市残疾人社区康复服务研究课题组针对广州市残疾人社区康复服务展开了实地调研与问卷调查，并对相关的残疾人联合会（以下简称“残联”）和机构工作人员、康复技术人员、残疾人及其家属等进行了深度访谈。

一、调研访谈提纲

调研团队对广州市、各区残联及机构进行了访谈，以下是与各区残联领导、工作人员以及社区康复服务机构负责人和工作人员的访谈提纲。

（一）与广州市各区残联领导和工作人员的访谈提纲

在简要介绍本次调研活动的基本情况后，根据广州市残联下发的文件，对接广州市各区相关的基本资料，具体包括：①本区各类残疾人基本数据、分布与需求情况。②本区残疾人社区康复服务工作近三年的总体情况、年度总结（包括服务数量、服务成效、经费投入与支出等具体内容）。③本区残疾人社区康复服务目前的对接机构情况表。④本区开展社区康复服务工作的日常管理和监督的规范文件。⑤本区残疾人社区康复服务清单。⑥本区残疾人社区康复服务设施情况，如康复站等。在此基础上补充以下提问：

（1）请您介绍本会的基本组织架构、人员安排和基本业务工作总体情况。

（2）请您介绍本会在开展残疾人社区康复服务方面的有益经验。

（3）请您谈谈本会在开展残疾人社区康复服务方面的一些具体困难。

（4）请您谈谈对本会残疾人社区康复服务工作未来的设想，并就残疾人社区康复文件的制定和修订提出宝贵意见。

（5）目前政府在强化残疾人社会保障和服务体系建设，政府的确需要承担更多责任。请您谈谈政府应如何加大投入，投入标准和形式应如何调整。

（6）残疾人社区康复服务工作涉及多项内容，也与多个行政部门紧密相关，包括卫生、民政、教育、人社等部门。请您谈谈如何与这些行政部门相互协同，如何有效对接，实现各部门间资源的协同整合。

（7）残疾人社区康复服务社会化是发展趋势，请您谈谈在加快推进残疾人社区康复服务中，本会动员了哪些社会资源，未来应如何动员和整合各类社会资源参与该项工作。

（8）在开展残疾人需求摸查、转介服务和评估中，能否引入第三方介入残疾人社区康复服务工作？您对此有何建议或者不同意见？

（二）与社区康复服务机构负责人和工作人员的访谈提纲

（1）请您介绍本机构的基本情况（机构属性、机构设置、工作人员等）。

（2）请您介绍本机构提供服务的基本流程，以及具体服务项目（或者服务包）。

（3）请您介绍本机构的基本运营情况（近年的服务人次、经费收支等）。

（4）您觉得本机构为残疾人提供康复服务效果如何？

（5）请您具体谈谈本机构在开展残疾人社区康复服务工作中所面临的问题与困难。

（6）在强化残疾人社区康复服务工作中，您认为残联应该如何强化其工作职责？如何指导社区康复机构开展工作？政府应如何加大投入？投入标准和形式应如何调整？

（7）残疾人是一个特殊群体，残疾人社区康复服务工作需要整个社会的关注，需要吸引更多社会组织和社会资源的参与，您觉得应如何动员社会组织和社会资源参与残疾人社区康复服务工作？贵机构是否有尝试去吸引社会组织参与到机构康复服务中？如果有社会组织参与合作，采用哪些方式合作比较合适？

（8）请您谈谈对本行业未来发展的看法。

二、调研过程记录

此次调研，涵盖广州市各区残联以及深圳市残联及龙岗区残联，历时 2 个月。在此期间，调研团队在各区残联、康复中心和社区康复服务机构展开调研与深度访谈，并对在康复站、工疗站和社区康复服务机构接受康复服务的残疾人进行了问卷调查与访谈。以下是各调研点的具体调研过程。

（一）广州市黄埔人家服务中心和黄埔区社区精神康复综合中心

（1）调研时间：2017 年 10 月 26 日。

（2）调研简述：2017 年 10 月 26 日上午，调研团队前往黄埔区黄埔人家服务中心和黄埔区社区精神康复综合中心进行访谈调研。调研团队就调研提纲与相关负责人和工作人员进行了深入交流。黄埔区社区精神康复综合中心在黄埔区社区服务中心办公，办公场所由黄埔区政府统一安排。

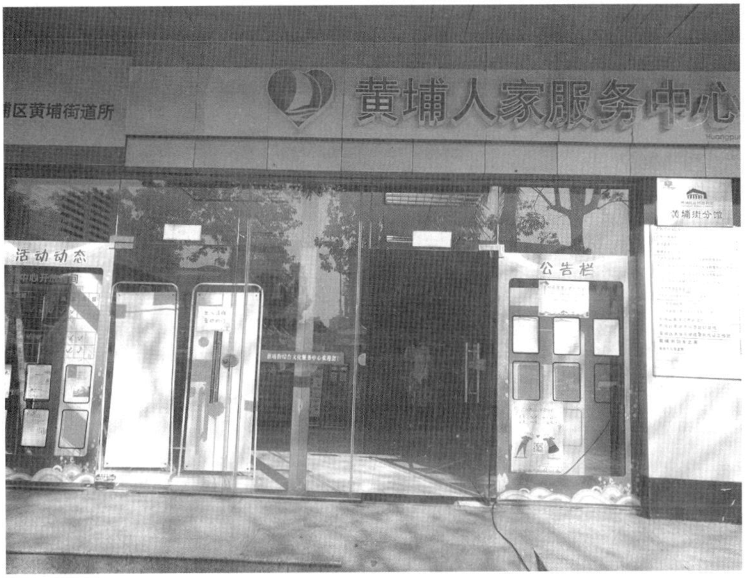

附图 1－1　黄埔人家服务中心

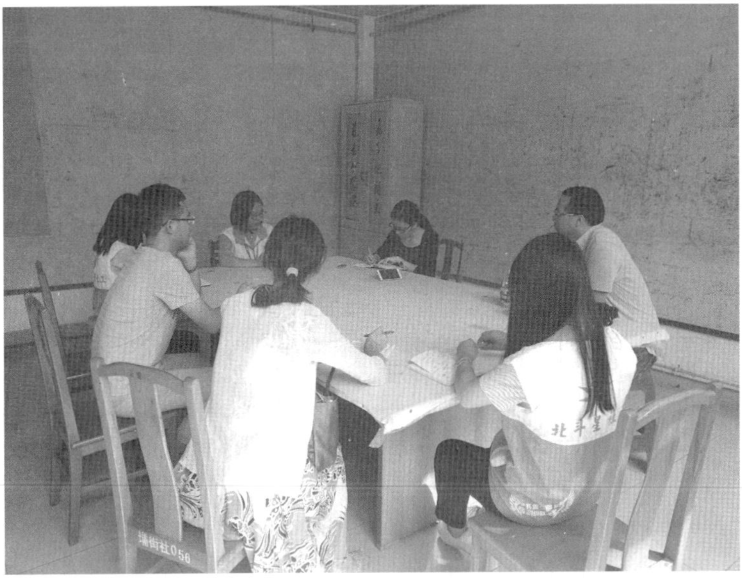

附图 1－2　调研团队成员与黄埔人家服务中心负责人及工作人员进行交流

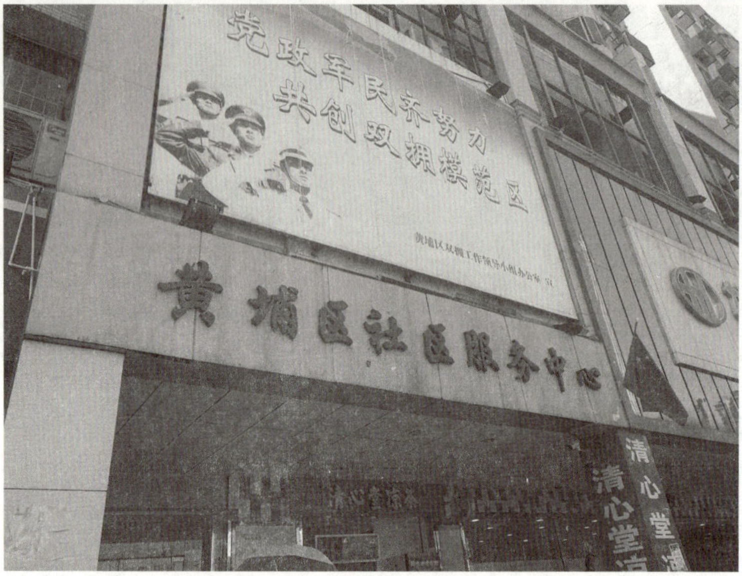

附图 1－3　黄埔区社区服务中心

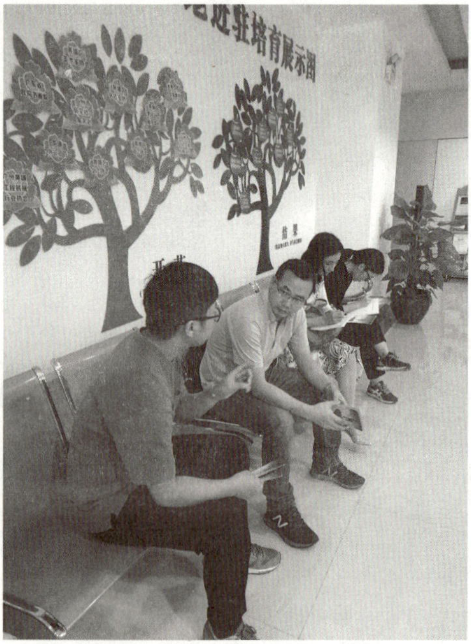

附图 1－4　社区精神康复综合中心工作人员为调研团队成员讲解中心情况

（二）广州医科大学附属第五医院和黄埔区港湾五村社区日间托老服务中心

（1）调研时间：2017 年 10 月 26 日。

（2）调研简述：2017 年 10 月 26 日下午，调研团队前往广州医科大学附属第五医院康复科以及黄埔区港湾五村社区日间托老服务中心进行调研。

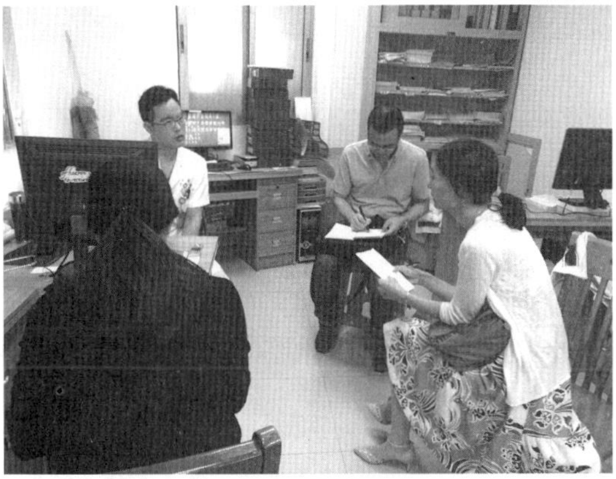

附图 1－5　调研团队成员与广州医科大学附属第五医院康复科医生交流

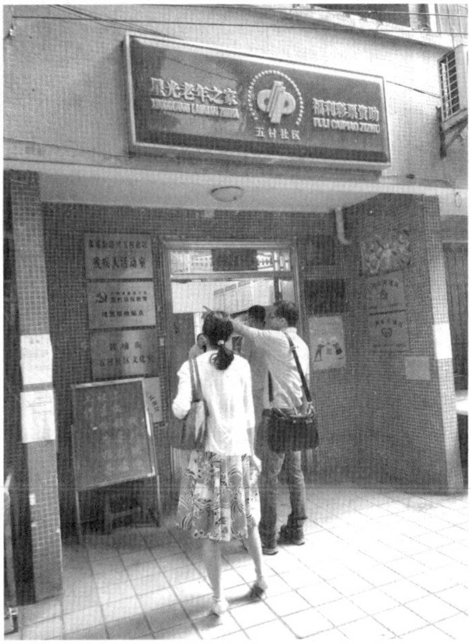

附图 1－6　调研团队成员在黄埔区星光老年之家调研

（三）广州市残疾人康复中心

（1）调研时间：2017 年 10 月 30 日。

（2）调研简述：2017 年 10 月 30 日上午，调研团队与广州市残联及广州市残疾人康复中心相关负责人和工作人员就本次调研工作的开展进行了深入讨论。广州市残联领导为接下来的各区调研提出了一个很好的问题架构和关注重点，广州市残疾人康复中心的领导及相关人员重点介绍了广州市残疾人社区康复的总体情况。

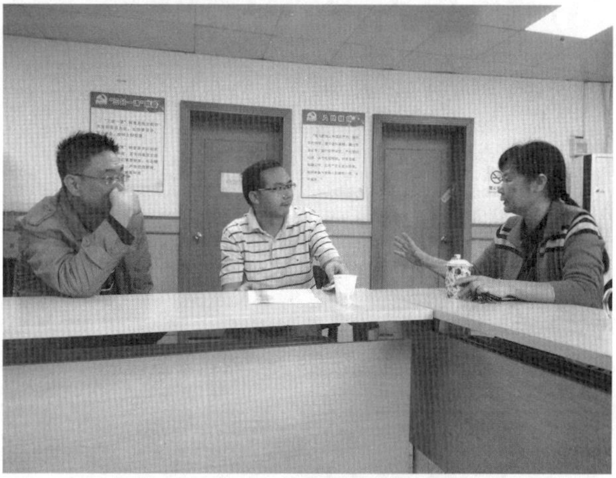

附图 1－7　调研团队成员与广州市残疾人康复中心领导深度交流

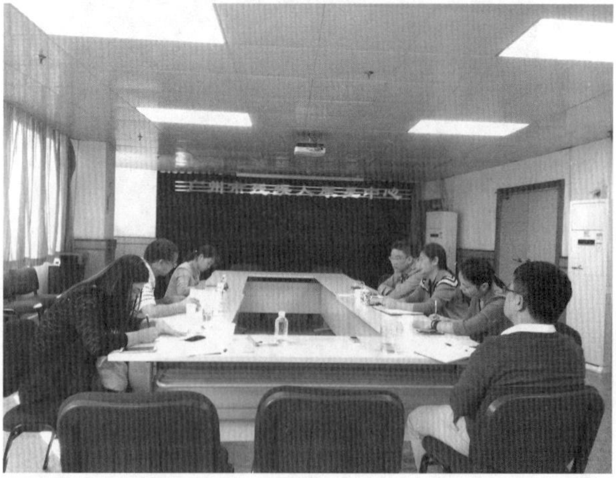

附图 1－8　广州市残疾人康复中心人员与调研团队成员交流

（四）花都区残联、新华街康园工疗站和光明康复中心

（1）调研时间：2017 年 11 月 2 日。

（2）调研简述：2017 年 11 月 2 日上午，调研团队与花都区残联理事长和相关工作人员就花都区目前开展的残疾人社区康复服务工作进行了交流，随后现场考察了多个康复站、工疗站和康复机构。

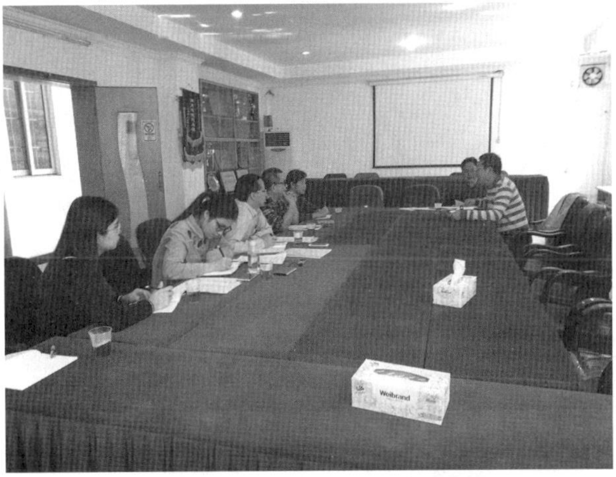

附图 1－9　花都区残联主要负责人为调研团队成员解疑答惑

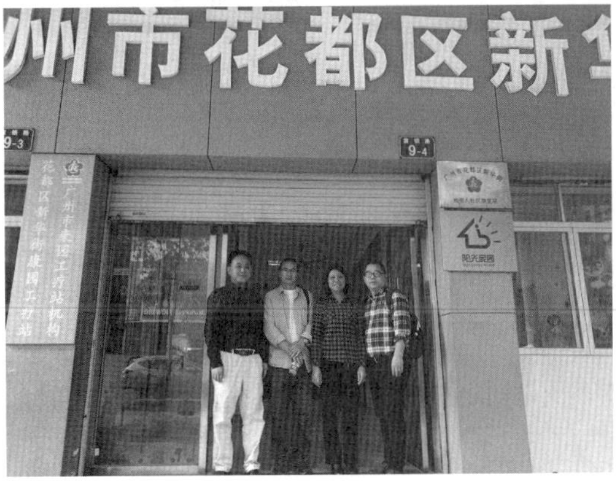

附图 1－10　花都区新华街康园工疗站

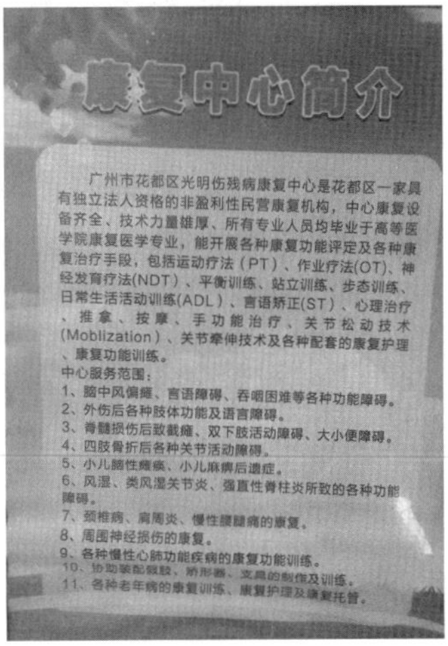

附图 1－11　花都区光明康复中心

（五）从化区残联、太平镇神岗康园工疗站

（1）调研时间：2017 年 11 月 3 日。

（2）调研简述：2017 年 11 月 3 日上午，调研团队前往从化区残联进行调研。调研小组就调研提纲与相关负责人进行了深入交流，并走访了康复中心、康复站和工疗站等机构。

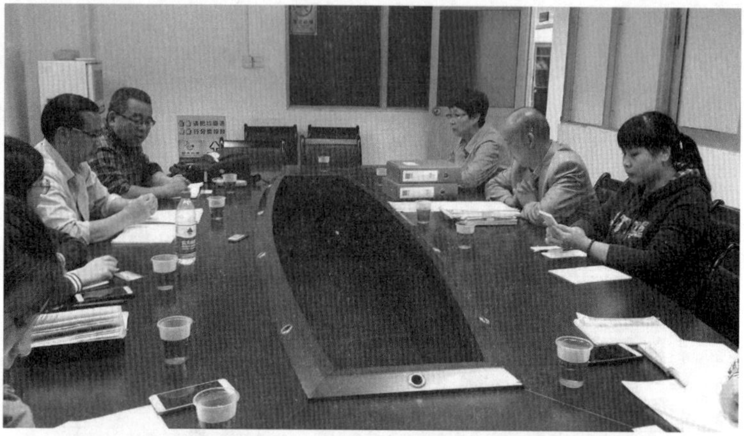

附图 1－12　调研团队成员与从化区残联负责人及工作人员交流

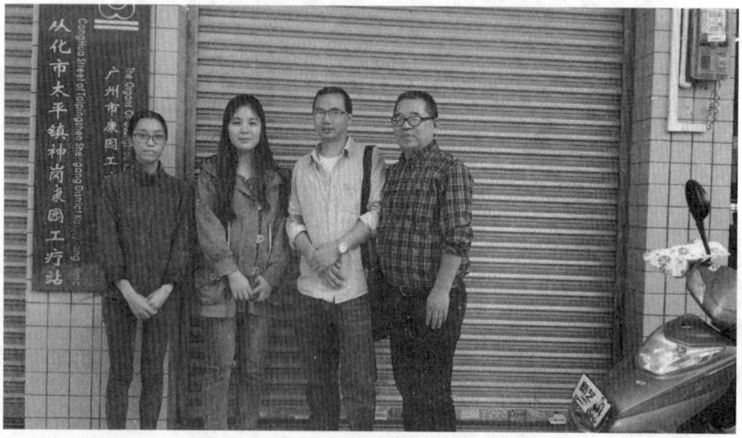

附图 1－13　调研团队成员与太平镇神岗康园工疗站治疗师合影

（六）天河区残联康复中心、员村街康园工疗站

（1）调研时间：2017 年 11 月 6 日。

（2）调研简述：2017 年 11 月 6 日上午，调研团队前往天河区康园工疗站服务中心，并与区残联康复科领导和工作站工作人员就调研问题进行交流，并走访了康复站等机构。

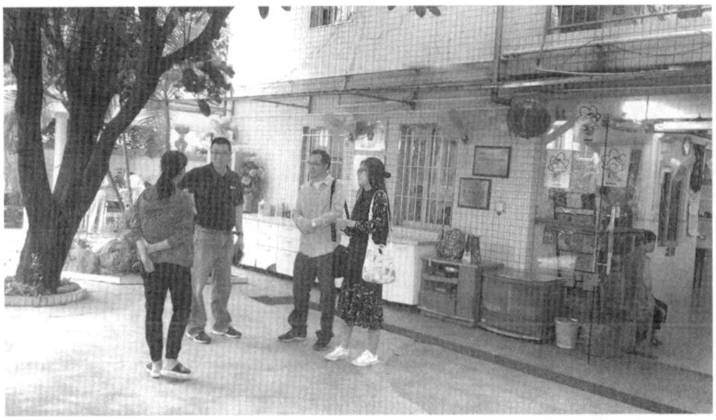

附图 1 – 14　调研团队成员与天河区残联康复科领导交流

（七）南沙区残联、缘爱行社会工作服务中心、家庭综合服务中心

（1）调研时间：2017 年 11 月 7 日。

（2）调研简述：2017 年 11 月 7 日上午，调研团队前往南沙区残联和南沙区缘爱行社会工作服务中心等机构，就本次调研的具体内容展开访谈。

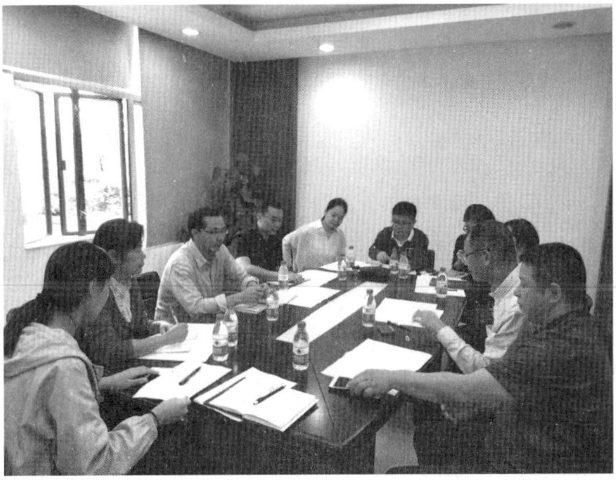

附图 1 – 15　调研团队成员在南沙区残联开展调研活动

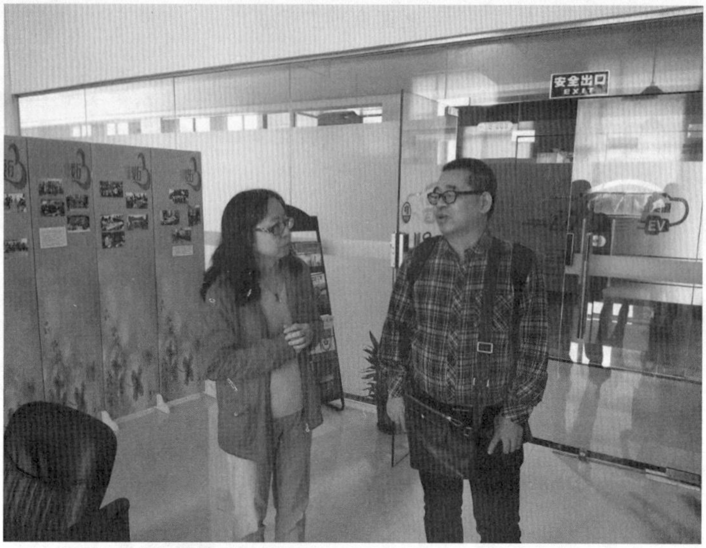

附图1－16　调研团队成员与南沙区缘爱行社会工作服务中心负责人交流

（八）白云区残联、同德街第二康园工疗站

（1）调研时间：2017年11月9日。

（2）调研简述：2017年11月9日上午，调研团队实地调研白云区残联和相关机构，并与相关工作人员进行了深度访谈。

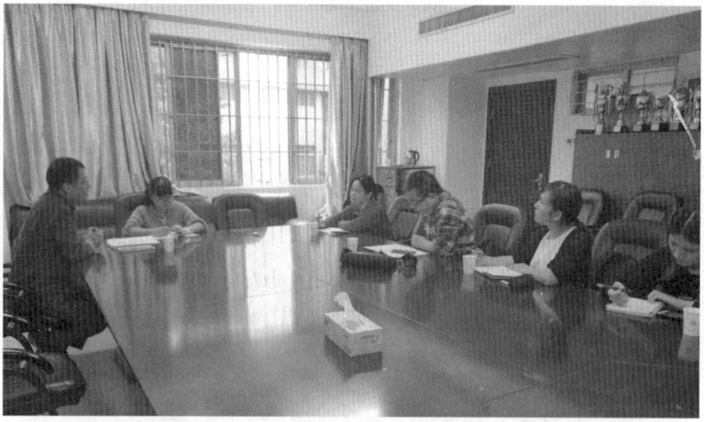

附图1－17　白云区残联负责人介绍情况

（九）荔湾区残联

（1）调研时间：2017 年 11 月 9 日。

（2）调研简述：2017 年 11 月 9 日下午，调研团队前往荔湾区残联进行调研。

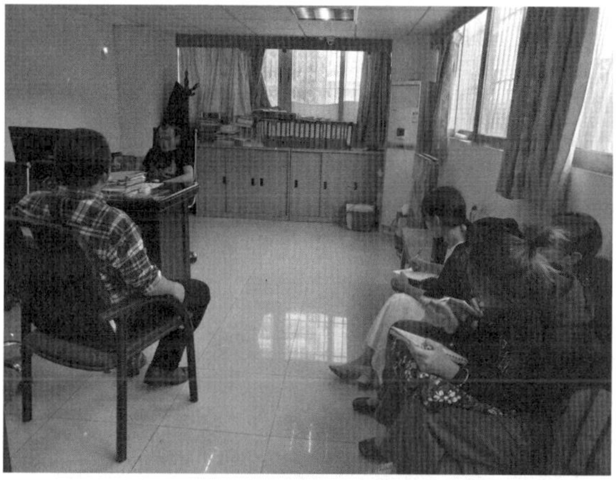

附图 1－18　调研团队成员在荔湾区残联开展调研活动

（十）增城区残联、康园工疗站服务中心

（1）调研时间：2017 年 11 月 10 日。

（2）调研简述：2017 年 11 月 10 日上午，调研团队前往增城区残联、康园工疗站服务中心和康复站等机构进行调研，调研主要围绕增城区残疾人社区康复服务工作的具体情况展开。

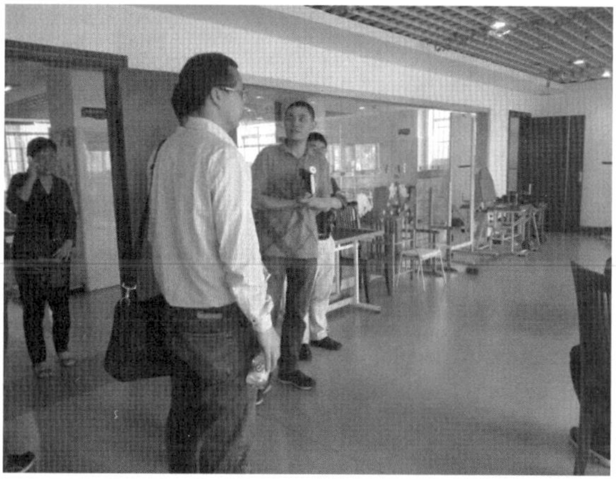

附图 1－19　调研团队成员参观增城区残疾人康复中心

（十一）番禺区残联、康园工疗站和康复站

（1）调研时间：2017 年 11 月 13 日。

（2）调研简述：2017 年 11 月 13 日上午，调研团队来到番禺区残联和康复机构，就番禺区残疾人社区康复服务工作的具体情况展开调研。

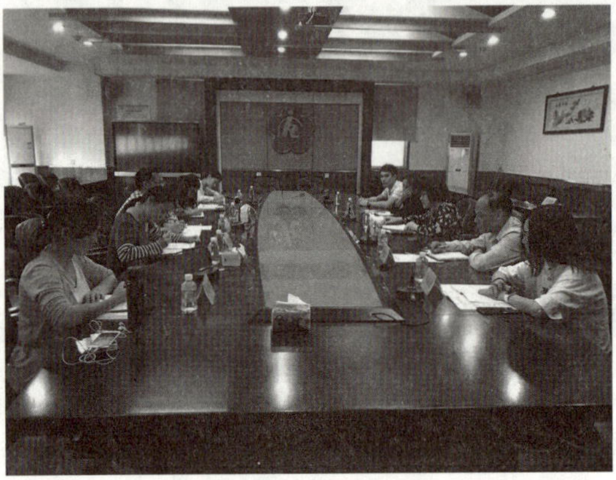

附图 1－20　调研团队成员与番禺区残联工作人员交流

（十二）越秀区残联

（1）调研时间：2017 年 11 月 14 日。

（2）调研简述：2017 年 11 月 14 日上午，调研团队来到越秀区残联，与残联负责人及工作人员就越秀区残疾人社区康复服务工作的具体情况展开访谈，并实地考察了康复站等机构。

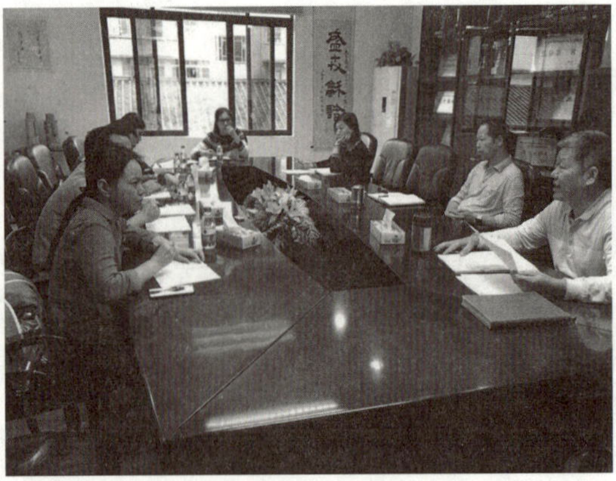

附图 1－21　越秀区残联主要负责人简述区残疾人社区康复服务工作等情况

（十三）海珠区残联、海幢街工疗站

（1）调研时间：2017 年 11 月 14 日。

（2）调研简述：2017 年 11 月 14 日下午，调研团队来到海珠区残联，与残联负责人及工作人员就海珠区残疾人社区康复服务工作的具体情况展开访谈，并实地考察了海幢街工疗站等机构。

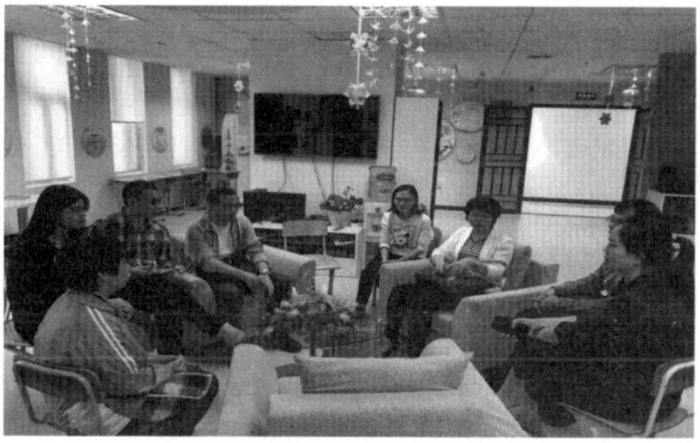

附图 1－22　调研团队成员与海幢街工疗站工作人员交流相关情况

（十四）黄埔区残联康复中心、东区街康园工疗站

（1）调研时间：2017 年 11 月 24 日。

（2）调研简述：2017 年 11 月 24 日上午，调研团队来到黄埔区残联康复中心，与黄埔区残联工作人员及机构工作人员就黄埔区残疾人社区康复服务开展情况进行交流。黄埔区残疾人社区康复服务主要分南北两个区开展工作。

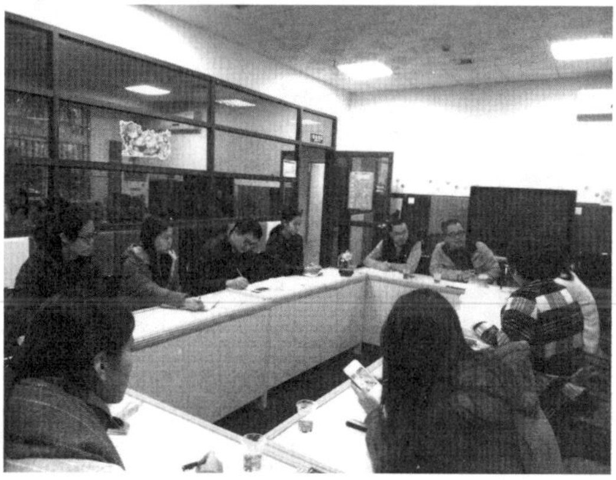

附图 1－23　调研团队成员与黄埔区残联工作人员交流相关情况

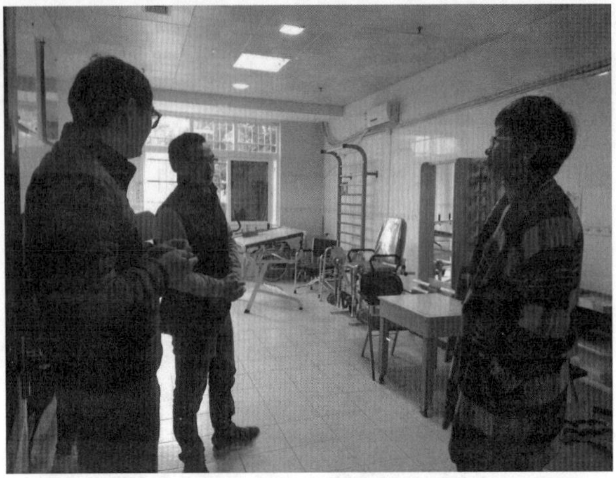

附图 1－24　黄埔区东区街康园工疗站

（十五）深圳市残联、龙岗区残联、龙岗区康复机构

（1）调研时间：2018 年 1 月 4 日。

（2）调研简述：2018 年 1 月 4 日上午，调研团队与广州市残联康复处领导一同前往深圳市调研，对深圳市残联相关部门领导以及龙岗区残联工作人员分别进行访谈，深入了解了深圳市残疾人社区康复服务工作的总体情况、运营模式和实操方案，并且实地观摩走访了龙岗区社区康复机构。

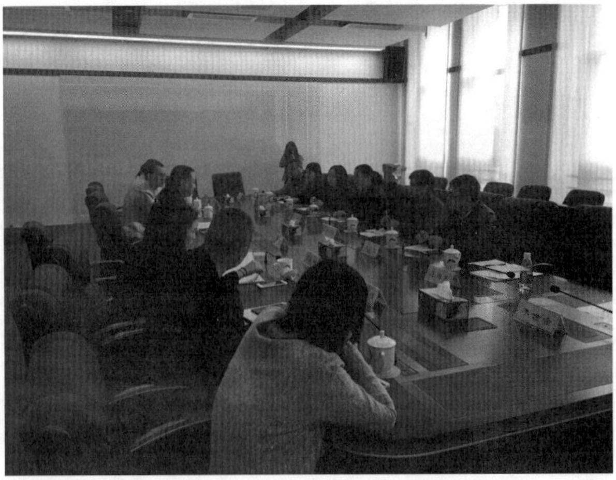

附图 1－25　调研团队成员与深圳市残联领导及工作人员交流

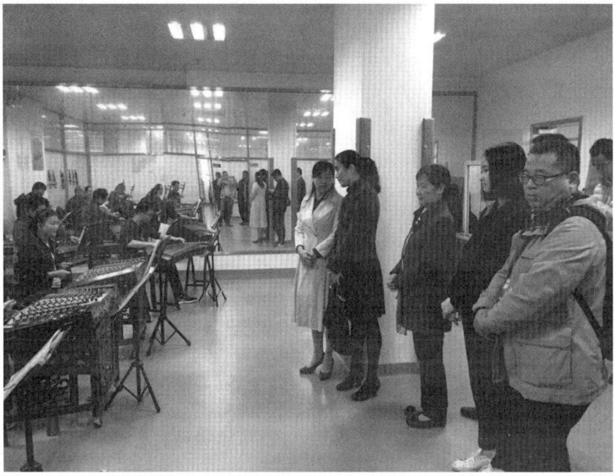

附图 1－26　调研团队成员观看龙岗区残疾人组织的乐器表演

三、调查问卷

残疾人康复服务情况调查问卷

尊敬的朋友：

您好！为了解广州市残疾人康复服务的现状与需求，我们特邀您参加此次问卷调查，您的情况和意见将为政府制定残疾人帮扶政策提供依据，请您根据自己的实际情况，客观真实地回答相关问题，感谢您在百忙中对我们工作的配合与支持！

广东省医务社会工作研究会
2017 年 11 月

机构：____

填表人：①本人　　　　②其他__________________

一、调查对象的基本情况

A01. 性别：①男　②女

A02. 年龄：______岁

A03. 是否有残疾证：①是　②否

A04 残疾种类是：

①肢体　②视力　③听力　④言语　⑤智力　⑥精神　⑦多重

A05. 残疾等级：

①一级　②二级　③三级　④四级　⑤未评级

A06. 主要致残原因：

①遗传、先天异常、发育障碍　②疾病　③创伤或意外损伤　④原因不明　⑤其他________

A07. 生活自理情况：

①完全能够自理　②部分需要他人帮助　③完全依赖他人的帮助

A08. 月收入情况：

①无　②1 000 元以下　③1 000 ~ 3 000 元　④3 000 元以上

A09. 每月康复费用支出（包括康复治疗、保健、康复器材等花销）：

①1 000 元以下　②1 000 ~ 2 000 元　③2 001 ~ 3 000 元　④3 000 元以上　⑤不清楚

A10. 参加社会保险保障情况：

①城镇职工基本医疗保险　②城镇居民基本医疗保险　③新型农村合作医疗保险　④得到医疗、康复救助　⑤其他________

A11. 您认为自己是否迫切需要购买意外伤害商业保险：①是　②否　③其他________

二、接受康复服务情况与康复需求

B1. 您接受过哪些类型康复服务？（可多选）

①康复知识普及　②康复治疗　③康复训练与服务

④辅具服务　⑤职业培训　⑥心理辅导　⑦其他________

B2. 您在哪里接受了康复服务？（可多选）

①医院　②专门的康复机构　③社区　④自己家里

⑤其他________

B3. 您接受的康复服务的年限：________年，频率：________次/周

B4. 您接受的康复服务的费用支付情况是怎样的？

①完全免费　②部分自费　③完全自费　④其他________

B5. 您对康复服务效果的满意度：

①非常满意　②满意　③一般　④不满意　⑤非常不满意

⑥其他________

B6. 您觉得自己还需要哪些方面的康复服务？（可多选）

①知识普及　②医疗服务与救助　③康复训练与服务

④辅具服务　⑤职业培训　⑥心理辅导

⑦其他________

B7. 您觉得自己更愿意在哪里接受康复服务？

①医院　②专门的康复机构　③社区　④自己家里

⑤其他________

B8. 您所居住的社区有无康复资源（社区康复站、康复协调员）？

①有　②没有　③不清楚

B9. 您所在居住区距离最近的社区康复站有多远?

①2 公里以内　②2 ~ 5 公里　③5 公里以上

B10. 您认为影响残疾人接受康复服务的因素有哪些?(可多选)

①自身家庭与经济因素　②康复服务提供的局限性

③政府政策制定与执行不完善　④对康复疗效的信任度

⑤康复服务的知晓度和宣传力度　⑥距离因素　⑦其他________

B11. 您认为我国残疾人康复服务发展中存在的问题有哪些?(可多选)

①法律法规缺失　②政府不重视　③资金严重不足

④康复资源短缺　⑤其他________

B12. 您认为政府在促进残疾人康复服务发展需要进一步做的是:(可多选)

①完善残疾人法律法规的建设　②加大残疾人康复服务的资金投入

③加强基层公共服务建设　④重视不同残疾人群体的特殊需求

⑤促进民间康复机构的发展　⑥加大宣传力度

⑦其他____

B13. 您在残疾人康复服务方面还有哪些方面的建议:

____

____

问卷到此结束,感谢您的支持与配合,祝您早日康复,生活愉快!

调查员签名:　访问日期:

附录二　广州市各类服务中心名录

一、广州市精神康复综合服务中心名录

附表 2－1　广州市精神康复综合服务中心名录

名称	数量（个）
海珠区社区精神康复综合服务中心	1
番禺区社区精神康复综合服务中心	1
南沙区社区精神康复综合服务中心	1
天河区社区精神康复综合服务中心	1
越秀区社区精神康复综合服务中心	1
荔湾区社区精神康复综合服务中心	1
白云区社区精神康复综合服务中心	2
黄埔区社区精神康复综合服务中心	2
花都区社区精神康复综合服务中心	1
从化区社区精神康复综合服务中心	1
增城区社区精神康复综合服务中心	1
合计	13

二、广州市各区残疾人社区康复站、工疗站名录

附表 2－2　天河区残疾人社区康复站、工疗站名录

名称	数量（个）
棠下康复站	1
沙东康复站	1
猎德康复站	1
石牌康复站	1
元岗康复站	1
新塘康复站	1

（续上表）

名称	数量（个）
员村康复站	1
凤凰康复站	1
长兴康复站	1
前进康复站	1
合计	10

附表2-3　从化区残疾人社区康复站、工疗站名录

名称	数量（个）
木棉康复站	1
鳌头康复站	1
江埔街康复站	1
棋杆康复站	1
灌村康复站	1
吕田康复站	1
龙潭康复站	1
街口康复站	1
民乐康复站	1
太平康复站	1
其他	3
合计	13

附表2-3　越秀区残疾人社区康复站、工疗站名录

名称	数量（个）
北京街残联	2
白云街残联	1
大东街残联	1
六榕街残联	2
大塘街残联	1

（续上表）

名称	数量（个）
梅花村街残联	1
人民街残联	2
黄花岗街残联	1
东山街残联	1
矿泉街残联	1
洪桥街残联	1
光塔街残联	2
农林街残联	1
珠光街残联	1
流花街残联	1
华乐街残联	1
登峰街残联	1
建设街残联	1
合计	22

附表2－4　海珠区残联社区康复站、工疗站名录

名称	数量（个）
昌岗街残疾人社区康复站	1
素社街万寿北社区康复站	1
新港街江怡社区康复站	1
海幢街残疾人社区康复站	1
南华西街兆龙里社区康复站	1
滨江街残疾人社区康复站	1
沙园街残疾人社区康复站	1
龙凤街残疾人社区康复站	1
南洲街残疾人社区康复站	1
江海街残疾人社区康复站	1
官洲街残疾人社区康复站	1

（续上表）

名称	数量（个）
南石头街残疾人社区康复站	1
江南中街残疾人社区康复站	1
凤阳街残疾人社区康复站	1
华洲街残疾人社区康复站	1
琶洲街残疾人社区康复站	1
赤岗街残疾人社区康复站	1
瑞宝街残疾人社区康复站	1
合计	18

附表 2－5　番禺区残疾人社区康复站、工疗站名录

名称	数量（个）
小谷围街残联	1
大龙街残联	1
洛浦街残联	1
沙头街残联	1
石壁街残联	1
大石街残联	1
东环街残联	1
桥南街残联	1
钟村街残联	1
沙湾镇残联	1
南村镇残联	1
石碁镇残联	1
化龙镇残联	1
新造镇残联	1
东环街残联	1
石楼镇残联	1
合计	16

附表2-6　南沙区残疾人社区康复站、工疗站名录

名称	数量（个）
南沙区康园工疗站服务中心	1
珠江街康园工疗站	1
东涌镇康园工疗站	1
榄核镇康园工疗站	1
横沥镇康园工疗站	1
万顷沙镇康园工疗站	1
南沙街康园工疗站	1
黄阁镇康园工疗站	1
大岗镇康园工疗站	1
合计	9

附表2-7　花都区残疾人社区康复站、工疗站名录

名称	数量（个）
新华街康园工疗站	1
新雅街康园工疗站	1
秀全街康园工疗站	1
花城街康园工疗站	1
花山街康园工疗站	1
花东镇康园工疗站	1
赤坭镇康园工疗站	1
狮岭镇康园工疗站	1
炭步镇康园工疗站	1
梯面镇康园工疗站	1
合计	10

附录三　广州市推进残疾人居家康复训练工作实施意见

（穗残联〔2016〕75 号）

为贯彻落实广东省残疾人联合会《关于印发广东省残疾人居家康复服务实施办法的通知》（粤残联〔2012〕63 号）文件精神，紧密围绕广州市新型城市化建设和民生幸福工程的工作要求，推进残疾人居家康复训练工作的开展，结合我市实际情况，特制定本实施意见。

一、指导思想

以科学发展观为指导，以残疾人需求为导向，以“康复进社区，服务到家庭”为理念，以残疾人康复资助工作为依托，创新康复服务方式，逐步完善我市残疾人康复服务体系，提升残疾人生活质量，实现残疾人融入社区，回归社会的康复目的。

二、任务目标

（1）以残疾人社区康复站为平台，以残疾人康复资助定点机构为依托，由专业技术人员为有入户服务需求的残疾人提供康复训练和指导、心理疏导、转介服务、康复知识培训等康复服务。

（2）各区残联组织辖区内的定点康复机构，为辖区内符合残疾人康复资助条件并有入户需求的残疾人提供一对一康复训练、日常康复护理知识培训等康复服务。

三、居家康复训练对象和服务周期

（一）居家康复训练对象

符合《广州市残疾人联合会、广州市财政局关于印发〈广州市残疾人康复资助工作管理办法〉的通知》（穗残联〔2016〕11 号）确定的残疾人康复资助对象条件的，且由于客观原因导致行动能力受限不能前往社区和机构接受康复训练的残疾人。

（二）服务周期

残疾人居家康复训练服务周期与其申请获批的康复训练资助服务周期相一致。

四、居家康复训练对象的资助标准、结算方式、资金来源和拨付方式

（一）资助标准

1. 康复训练费：符合居家康复资助条件的残疾人，按照《广州市残疾人联合会、广州市财政局关于印发〈广州市残疾人康复资助工作管理办法〉的通知》（穗残联〔2016〕11 号）确定的标准进行资助。

2. 上门服务费：每月上门服务次数不少于 16 次，每次服务费用为 15 元。

（二）结算方式

康复训练费用和上门服务费用由各区残联与提供服务的康复资助定点机构进行结算。每年 1 月 31 日前，市残联会同市财政局对上年度资金进行清算。

（三）资金来源

训练费用按照《广州市残疾人联合会、广州市财政局关于印发〈广州市残疾人康复资助工作管理办法〉的通知》（穗残联〔2016〕11 号）的规定，在康复资助经费中解决。

上门服务费用由市和区两级财政按专项资金配套比例分级负担，纳入市、区财政年度预算。

（四）拨付方式

市本级负担的资金由市财政局通过一般转移支付方式与区财政局结算。区财政局在市级资金到位后的 20 个工作日内，足额把本区应负担资金配套到位。

五、服务规范

（一）服务内容

由康复资助定点机构的专业技术人员上门为残疾人提供康复训练、功能评估、心理辅导、训练指导和转介服务。康复训练包括运动疗法、作业疗法、语言矫治训练、生活能力训练等。

（二）服务时间

每月上门不少于 16 次，康复训练每次不少于 2 个项目，每次上门服务时间不少于 1 小时，每月服务时间不少于 16 小时。功能评估、心理辅导、训练指导和转介服务作为康复训练的辅助性项目，必须结合康复训练实际情况开展。每名专业技术人员每天上门服务的人数不超过 6 人。

（三）服务流程

1. 各区残联协同街道、辖区内各类康复技术指导中心和康复资助定点机构的专业技术人员进行康复需求筛查，确定符合康复资助条件并有居家服务需求的对象。

2. 街（镇）残联协助服务对象办理康复资助网上申请手续，申请时应注明申请“居家康复训练”，并具体描述申请居家服务的理由。

3. 各区残联根据申请人的资料和居家康复需求情况以及康复资助定点机构的服务能力进行评估，作出相应的核实意见并将核实意见反馈给街（镇），街（镇）残联及时通知康复资助定点机构和申请人。

4. 康复资助定点机构根据区残联的核实结果为残疾人提供相应的服务，主要包括：

（1）提供居家康复训练服务，并制订个性化康复计划（方案）。

（2）为残疾人实行一人一档建立《残疾人康复训练档案》。

（3）按月或按季度定期进行阶段评估和方案调整，按年度进行服务小结并按月填写《广州市残疾人居家康复训练明细记录表》（附件），每次进行康复服务后将表格发放给服务对象，由残疾人本人或其监护人对服务情况进行评价并签名确认。

（4）在服务过程中工作人员遇到自身不能处理的意外情况，如发现服务对象情况有所恶化或有并发症发作可能，或不宜继续进行居家康复训练时，需及时向区、街

（镇）残联汇报并同时通知家属向其他医疗机构转介，并终止资助。

5. 康复资助核实程序的核实标准、核实时限等按照《广州市残疾人联合会、广州市财政局关于印发〈广州市残疾人康复资助工作管理办法〉的通知》（穗残联〔2016〕11号）执行。

（四）服务监督

1. 康复资助定点机构完成康复任务后，申请结算时应提供每名康复对象的服务内容、时间、服务态度等残疾人康复资助服务明细记录，区残联根据其提供资料对其进行服务综合能力评估及监督。

2. 各区残联要加强服务的跟踪和监督，通过查阅资料、电话或上门访问残疾人等形式不定期进行抽查并将检查或抽查结果，向康复资助定点机构和街（镇）残联进行反馈。对情节轻微的，发出整改通知书，限期改正；情节严重的上报广州市残疾人联合会调查处理。有条件的区可以引入第三方机构对居家康复训练项目绩效进行监察。

本实施意见自颁布之日起实施，有效期为五年。本实施意见所涉及的“康复训练费”“上门服务费”从2016年1月1日起计算拨付。相关法律、政策依据变化或有效期届满，根据实施情况依法评估修订。

附录四　广州市医疗康复项目纳入残疾人康复资助保障范围的通知

（穗残联〔2016〕129号）

各区残联、卫生计生局、财政局，有关医疗机构：

为更好地保障残疾人的基本医疗康复需求，根据《国务院关于加快推进残疾人小康进程的意见》（国发〔2015〕7号）以及《关于进一步做好重度残疾人医疗服务及保障工作的通知》（国卫办医发〔2016〕15号）等文件精神，决定将在门诊开展的以治疗性康复为目的的医疗康复项目纳入我市残疾人康复资助保障范围。现就有关事项通知如下：

一、医疗康复项目范围

面向听力语言残疾、智力残疾、脑瘫、孤独症、肢体残疾障碍患者开展的，以治疗性康复为目的的医疗康复项目纳入我市残疾人康复资助保障范围，自2016年12月1日起，由广州市残疾人康复资助专项经费严格按照确定的适用对象、适用条件及资助标准给予支付。纳入广州市残疾人康复资助保障范围的医疗康复项目根据专项经费的承受能力，按照保障基本需求的原则，逐步增加。增加的项目由市残联、市卫计委、市财政局共同确定，根据实际执行情况适时调整。

二、适用对象

本市户籍，符合《广州市残联、广州市财政局关于印发〈广州市残疾人康复资助工作管理办法〉的通知》（穗残联〔2016〕11号，下称《康复资助工作管理办法》）中确定的资助条件的，0～14岁听力语言残疾、智力残疾、脑瘫、孤独症儿童和全年龄段肢体残疾人。

三、项目实施

本项目在本市社会医疗保险定点医疗机构中选择具有康复医学诊疗能力的医疗机构作为本市“定点康复医疗机构”（首批机构名单详见附件3），由取得专业技术资格的康复医学或康复医学治疗技术人员（含中医人员）提供医疗康复服务。定点康复医疗机构由市卫计委、市残联、市财政局根据实际执行情况适时调整。

四、资助待遇

（一）适用对象的资助条件、资助标准、资助期限详见《广州市残疾人各项康复资助标准及资助条件表》（附件2）。

（二）在非定点康复医疗机构发生的康复费用，不纳入资助范围。

五、康复资助费用报销流程

康复资助申请人接受医疗康复服务后，携带以下资料前往申请人户籍所在地的街（镇）残联办理报销手续，街（镇）残联和区残联按照《康复资助工作管理办法》确定的报销流程办理报销手续。

（一）本人（或监护人）携带医疗卫生机构出具的医学诊断证明或残疾人证原件；

（二）在一个报销周期内能证明其接受医疗康复服务的病历证明材料原件；

（三）康复资助申请人本人或其监护人的银行账户资料；

（四）《广州市残疾人康复资助申请表》一份；

（五）定点康复医疗机构开具的医疗机构专用收款票据原件；

（六）与定点康复医疗机构开具的医疗机构专用收款相匹配的医疗费用明细清单。

六、组织实施

（一）市残联、市卫计委和市财政局逐步建立纳入残疾人康复资助保障范围医疗康复项目目录调整机制，逐步建立定点康复医疗机构诚信管理制度。

（二）卫计部门对定点康复医疗机构进行业务管理，逐步建立健全定点康复医疗机构管理制度。

（三）财政部门做好康复资助专项经费和工作经费的保障工作，对有关经费实行预算和清算管理，开展绩效评价及进行使用监督。

（四）残联部门做好医疗康复项目纳入残疾人康复资助保障范围政策的宣传工作，引导符合条件的残障人士到定点康复医疗机构接受康复训练服务。做好康复资助工作经费的预算申报和使用工作，确保康复资助资金的申请、审核和划拨工作有序及时开展。

（五）定点康复医疗机构要按诊疗规范为康复资助申请人提供康复训练服务，保证康复训练安全和康复训练质量，主动接受卫计部门的业务监督管理。不得拒收、推诿康复资助申请人。

（六）本通知由市残联、市卫计委、市财政局按照职责分别负责解释，自2016年12月1日起施行（即：2016年12月1日后进入定点康复医疗机构门诊康复训练周期的康复资助申请人按照本通知规定享受康复资助）。

附件：1. 广州市纳入残疾人康复资助保障范围医疗康复项目目录

2. 广州市残疾人各项康复资助标准及资助条件表

3. 广州市首批医疗康复项目康复资助定点机构名单

广州市残疾人联合会

2016年8月24日

附录五　广州市残疾人教育扶助办法

（穗残联规字〔2018〕2号）

第一章　总则

第一条　为保障广州市残疾人受教育权利，减轻贫困残疾人家庭教育负担，提升残疾人整体素质，根据《残疾人教育条例》（国务院令第674号）、《教育部等七部门关于印发〈第二期特殊教育提升计划（2017—2020年）〉的通知》（教基〔2017〕6号）、《广东省残疾人联合会 广东省发展和改革委员会关于印发〈广东省残疾人事业发展"十三五规划"〉的通知》（粤残联〔2017〕28号）等规定，结合广州实际，制定本办法。

第二条　本办法适用于以下人群：

（一）具有广州市户籍，在我市区级以上教育行政管理部门审批设立的幼儿园就读的3～7周岁残疾儿童（含持有三甲医院诊断为发育迟缓、孤独症、脑瘫儿童证明的残疾儿童）。

（二）具有广州市户籍，在我市省属、市属、区属普通学校、特殊教育学校全日制就读的义务教育阶段残疾学生及贫困残疾人家庭子女。

（三）具有广州市户籍，在本市或外市接受中等学历教育、高等学历教育的残疾人及贫困残疾人家庭子女。

第二章　扶助政策

第三条　残疾儿童生活补助。

残疾儿童就读学前教育机构，在读期间按每人每学年1 000元标准领取生活补助。

第四条　残疾学生生活补助。

（一）非寄宿残疾学生生活补助。

1. 非寄宿残疾学生就读义务教育学校，在读期间按每人每学年1 000元标准领取生活补助。

2. 非寄宿残疾学生就读中等教育、高等教育学校，在读期间按每人每学年1 500元标准领取生活补助。

（二）寄宿残疾学生生活补助。

1. 寄宿就读义务教育、中等教育、高等教育学校的普通残疾学生，寄宿就读期间按每人每学年1 500元标准领取生活补助。

2. 寄宿就读的贫困残疾学生，寄宿就读期间按每人每学年4 000元标准领取生活补助。

第五条　贫困残疾人家庭子女生活补助。

贫困残疾人家庭子女就读义务教育学校期间，按每人每学年1 000元标准领取生活补助；就读中等教育、高等教育学校期间，按每人每学年1 500元标准领取生活补助。

残疾学生生活补助和贫困残疾人家庭子女生活补助两者不得同时领取。

第六条　残疾人教育奖励。

（一）残疾人中等教育奖励。

残疾人通过省、市、区教育部门安排（含省、市直属学校自主招生）就读中等教育学校，可于毕业两年内凭学历证明获得一次性奖励1 500元。

（二）残疾人高等教育奖励。

18～55周岁的残疾人通过普通高考、单考单招、自学考试、成人高考、网络教育等方式取得国家承认的高等教育证明，毕业两年内凭学历证明可获得一次性教育奖励：大专奖励4 000元，本科奖励5 000元，硕士奖励6 000元，博士奖励8 000元。同等学历的奖励只能享受一次。

第三章　扶助资金管理

第七条　资金来源。

残疾人教育扶助资金在一般公共预算中安排，市、区财政按财政体制分担比例负担。

第八条　资金申请。

（一）生活补助。

每年3～5月，符合条件的残疾儿童、残疾学生、贫困残疾人家庭子女填写《广州市残疾人教育扶助经费申请表（生活补助类）》（附件1），凭本人身份证、户口簿、《残疾人证》（非持证残疾儿童凭三甲医院诊断证明）原件向户籍所在地街镇残联提出申请。

贫困残疾学生及贫困残疾人家庭子女还应当提供《广州市特困职工证》《广州市城镇居民最低生活保障金领取证》《广州市农村村民最低生活保障金领取证》《广州市城镇低收入困难家庭证》《广州市农村低收入困难家庭证》或《五保供养证》中任一证件。

（二）残疾人教育奖励。

毕业两年内的6～8月，符合条件的残疾学生填写《广州市残疾人教育扶助经费申请表（教育奖励类）》（附件2），持本人身份证、户口簿、《残疾人证》、学历证书原件及复印件向户籍所在地街镇残联提出申请。

第九条　资金审批。

（一）生活补助。

各街镇残联于每年5月31日前将已审核的残疾儿童、残疾学生及贫困残疾人家庭子女生活补助申请资料输入残疾人教育扶助管理系统（以下简称“管理系统”）。

残疾儿童、非寄宿残疾学生、贫困残疾人家庭子女生活补助由区残联负责在“管理系统”进行网上审批，寄宿残疾学生生活补助由区残联审核后提交市残联进行网上审批。

各区残联于每年6月30日前完成审批，每年7月10日前各区将寄宿残疾学生生活补助申请材料及汇总表（区残联盖章）交市残联核对存档。市残联负责汇总审批通过的名单，并于7月底抄送市教育局、民政局、财政局、总工会。

（二）残疾人教育奖励。

各街镇残联于每年8月10日前将已核验的教育奖励申请资料输入“管理系统”。

各区残联于每年8月31日前完成网上审核，每年9月10日前将申请材料及汇总表（区残联盖章）交市残联核对存档。市残联在“管理系统”进行审批，并于每年9月底将奖励名单抄送市教育局、财政局。

第十条　结果反馈。

各区残联于每年9月底将“管理系统”审批通过名单在区残联网站进行公示，接受社会公众监督。公示时间为7天，公示期间如有异议可向区残联反映。

各区残联于每年9月底将“管理系统”未审批通过名单告知各街镇残联，由各街镇残联告知申请人。

第十一条　资金发放。

市残联根据审批结果，编制残疾人教育扶助经费发放计划表，由各区残联依据经费发放计划表向区财政局申请拨付经费。

各区残联将所需经费拨至各街镇残联，由各街镇残联通过银行将生活补助费和教育奖励金直接转账至申请人或监护人个人账户。

第四章　附则

第十二条　监督管理。

市、区残联应加强对残疾人教育扶助经费申请、审批及发放的监管，同时接受社会监督和专业审计，以确保专款专用。

申请生活补助或教育奖励的个人应如实反映情况，若提供虚假资料骗取教育扶助资金，依法追回违法所得，并追究相关法律责任。

第十三条　本办法自印发之日起施行，有效期为5年。

附录六　广州市民办残疾人社会服务机构资助办法

（穗残联规字〔2017〕1 号）

第一章　总则

第一条　为进一步加大民办残疾人服务资助力度，完善残疾人基本公共服务体系，根据《中华人民共和国残疾人保障法》《国务院关于加快推进残疾人小康进程的意见》（国发〔2015〕7号）及《广东省人民政府关于加快推进残疾人小康进程的实施意见》（粤府〔2015〕121 号）等有关规定，结合我市实际情况，制定本办法。

第二条　本办法适用于在本市依法成立，为残疾人提供居家托养、日间训练、寄宿托养、社会工作等服务的社会服务机构（下称“民办残疾人社会服务机构”）。

政府投资兴建，委托社会组织运营管理的残疾人服务机构，参照民办残疾人社会服务机构管理。

各级政府编制部门批准成立的残疾人服务事业单位不适用本办法。

第三条　民办残疾人服务资助工作坚持分级管理、分类指导原则。民办残疾人服务包含常规服务项目、创新优化服务项目、孵化培育服务项目。

市、区残联、财政、民政等部门，按照各自职责协同做好民办残疾人服务各项工作。

市、区残联共同负责民办残疾人服务资助日常工作。常规服务项目以区残联管理为主，创新优化服务项目以市残联管理为主，孵化培育服务项目由市、区残联共同管理。

财政部门负责保障民办残疾人服务经费，根据职责对资金的使用情况进行监督管理。

民政部门负责按福利彩票公益金管理相关规定，会同财政、残联等部门做好民办残疾人社会服务机构资助经费的申请、评审、拨付等工作。

第二章　资助项目与标准

第四条　民办残疾人社会服务机构为持有《中华人民共和国残疾人证》且在本市居住的本市户籍残疾人提供以下常规服务，按一定标准给予运营资助。

（一）居家托养服务

1. 服务对象

（1）14 周岁以上、16 周岁以下的未在校且生活自理有困难的，一、二级重度残疾人和三、四级精神、智力、多重残疾人。

（2）就业年龄段、未就业且生活自理有困难的，一、二级重度残疾人和三、四级精神、智力、多重残疾人。

2. 资助标准

为符合条件的残疾人提供居家托养服务，按服务残疾人的人数，资助标准为每人每月 600 元。

（二）日间训练服务

1. 服务对象

（1）职业康复、职业适应性训练、日间托养服务对象为 14 周岁以上、16 周岁以下的未在校的，一、二级重度残疾人和三、四级精神、智力、多重残疾人。

（2）职业康复、职业适应性训练、日间托养服务对象为就业年龄段且未就业的，一、二级重度残疾人和三、四级精神、智力、多重残疾人。

（3）本办法规定的日间训练服务对象不包含已享受康复资助的残疾人。

2. 资助标准

为符合条件的残疾人提供康复训练、适应性训练、日间托养等日间训练服务，按服务残疾人的人数，资助标准为每人每月 600 元。

（三）寄宿托养服务

1. 服务对象

（1）14 周岁以上、16 周岁以下的未在校且生活自理有困难的，一、二级重度残疾人和三、四级精神、智力、多重残疾人。

（2）就业年龄段、未就业且生活自理有困难的，一、二级重度残疾人和三、四级精神、智力、多重残疾人。

2. 资助标准

（1）寄宿托养服务费。为符合条件的残疾人提供寄宿托养服务，按服务残疾人的人数，资助标准为每人每月 1 500 元。

（2）寄宿托养新增床位费。寄宿托养服务新增床位资助按照每张床位每年 2 000 元的标准执行，最长资助 5 年。

（四）社会工作服务

1. 服务对象

一、二级重度残疾人及三、四级精神、智力、多重残疾人。

2. 资助标准

为符合条件的残疾人提供社会工作服务，按服务残疾人的人数，资助标准为每人每月 600 元。

常规服务所包含的服务项目及时数标准，详见附表《广州市民办残疾人社会服务机构常规服务目录》。民办残疾人社会服务机构提供常规服务的时数不足，按实际情况核减资助费用。

第五条　根据广州市残疾人公益服务需求的客观实际，民办残疾人社会服务机构为在本市居住的本市户籍残疾人提供手语翻译、权益维护、文化活动、帮扶支援、社区融合、技能培训、支持性就业、无障碍环境、紧急援助、职业能力评估以及宣扬扶残助残理念、促进社会融合等创新优化服务，以第三方评估单位评审确定创新优化服务项目预算的60%为申请资助额（另外40%由承接服务的机构自行筹集，每个创新优化服务项目资助不超过30万元），资助资金总额控制在每年300万元以内。

我市每年征集评选一次创新优化服务项目。

第六条　搭建残疾人服务机构孵化培育平台，采取“政府资金支持、民间力量承办、残疾人受益”运营模式，建设广州市残疾人服务组织孵化基地，以专项服务、硬件服务、后勤服务等形式，培育、扶持和孵化有行业影响力、有发展潜力、残疾人服务急需的社会组织。

孵化基地实行“进驻—孵化—评估—出壳”的工作模式，确保孵化基地的综合使用效益和培育、扶持、孵化社会组织形成良性循环。入驻的社会组织孵化期一般为2年，最长不超过3年。孵化基地方案另行制订。

第七条　民办残疾人服务资助资金（下称“资助资金”）由财政一般公共预算安排和申请福利彩票公益金资助。其中，2017年常规服务项目中的居家托养服务、寄宿托养服务、社会工作服务、寄宿托养新增床位资助所需资金按财政体制分担比例由市、区财政一般公共预算安排，常规服务项目中的日间训练服务资助所需资金由区残联申请区级福利彩票公益金资助；从2018年起，常规服务项目中的居家托养服务、寄宿托养服务、社会工作服务资助所需资金按财政体制分担比例由市、区财政一般公共预算安排，常规服务项目中的日间训练服务、寄宿托养新增床位资助所需资金由区残联申请区级福利彩票公益金资助。创新优化服务项目、孵化培育服务项目由市残联申请市本级福利彩票公益金资助。各区可以根据当地实际情况，适当提高资助标准，所增加的经费由各区负担。

第三章　经费的分担与使用

第八条　资助资金的使用，必须遵守国家有关法律法规和财政规章制度，坚持项目合理、保证绩效的原则，确保资金使用规范、安全。

市、区残联根据残疾人服务的实际发展情况，编制年度资助计划。资助民办残疾人社会服务机构的各项经费，严禁以直接发放资金方式代替提供残疾人服务。民办残疾人社会服务机构已在民政等部门申请政府性资金资助的，不得再重复申请本办法规定的同类资助。民办残疾人社会服务机构为同一名残疾人提供常规服务中的多个类别服务时，仅能申请资助其中的一类服务。

第九条　资助资金用于以下用途。

（一）设施设备的购置、维护与运行。

（二）工作人员的聘用、培训。

（三）有益于改善服务机构服务质量及残疾人生活质量的项目。

第四章　资助的管理

第十条　市、区残联根据各自职责做好民办残疾人服务资助管理相关工作，认真执行国家、省、市残疾人服务规范标准，强化民办残疾人服务资助管理，引入第三方社会组织进行服务评估和质量监察，评估结果作为资助经费拨付的依据。

（一）市残联工作职责

1. 负责全市民办残疾人服务的政策指导、调查研究、综合协调等工作。

2. 负责确定创新优化服务项目的第三方评估单位；根据第三方评估单位的评估结果，确定承接创新优化服务项目的民办残疾人社会服务机构以及具体的服务项目；根据第三方评估单位的评审报告，会同相关部门做好创新优化服务项目资助经费拨付工作。

3. 负责编制民办残疾人服务机构孵化基地方案。

4. 会同市财政等相关部门编制本级资助经费预算、清算工作。

（二）各区残联工作职责

1. 负责本辖区民办残疾人服务工作的规划、管理、组织实施、服务对象评价等工作。

2. 负责按相关规定确定承接常规服务项目的民办残疾人社会服务机构，负责常规服务项目的业务督导以及相关资助申请材料的核查工作，会同本级财政等相关部门做好常规服务项目资助经费拨付工作。

3. 会同区级财政等相关部门编制本级资助经费预算、清算工作。

第十一条　各级财政每年按照上年本级民办残疾人服务资助经费的5%测算本级民办残疾人服务资助工作经费控制数，并按照“以事定费”的原则核定本级民办残疾人服务资助工作经费。经费列入各级单位部门预算。

民办残疾人服务资助工作经费主要用于民办残疾人服务资助工作的技术指导、监管、内审、服务评价、项目推广等方面。

第五章　资助申请的条件、程序及拨付

第十二条　申请资助的民办残疾人社会服务机构必须是在民政部门依法登记、具有独立法人资格的社会组织。民办残疾人社会服务机构申请运营资助须具备以下条件：

（一）依法登记成立，具有独立承担民事责任的能力。

（二）依法提交年度报告。

（三）依法开展国家法律法规允许的业务事项，无违法违规行为，运营期内无重大责任事故，未被登记管理机关列入社会组织异常目录，未受到登记管理机关或其他政府部门行政处罚。

（四）符合残疾人服务机构基本规范等相应行业标准和服务规范。

（五）环境与硬件设施。

1. 体现与服务项目相适应的无障碍设施。

2. 有与服务项目相适应的安全防护设施。

3. 通风良好，有温度调节装置。

4. 室内色彩、装饰符合服务对象心理。

（六）符合国家、省、市规定的其他要求、条件。

持有社会组织等级评估3A以上（含3A）登记证书的社会服务机构，在同等条件下，优先承接残疾人服务。

第十三条　民办残疾人社会服务机构申请运营资助，需提交下列资料：

（一）广州市民办残疾人社会服务机构运营资助申请表。

（二）本办法第十二条所列条件的证明文件。

（三）由政府兴办，社会组织采取承包、租赁、合营等方式与政府合作运营的服务机构，应当提供产权人与运营者签订的有效协议的复印件。其他产权与运营权分离的情况比照以上规定办理。

（四）运营服务计划书（或运营服务申报书）。

（五）符合国家、省、市规定的其他资料。

第十四条　各项服务按以下程序进行资助资金的申请、审核与拨付。

（一）常规服务

1. 民办残疾人社会服务机构在每年1月10日前，按照本办法的规定，把残疾人服务名单、运营服务计划书等基本资料报送残疾人户籍所在地的区残联。残疾人服务名单增加或减少的，应在5个工作日内报送残疾人户籍所在地的区残联。

2. 区残联在10个工作日内对基本资料进行审核，并将结果书面反馈民办残疾人社会服务机构。

3. 民办残疾人社会服务机构在每年2月10日前，持本办法规定的相关材料到残疾人户籍所在地的区残联提出当年1—6月资助申请。

4. 各区残联在15个工作日内对民办残疾人社会服务机构提交的上半年资助申请材料进行审核，审核结果在区残联官网上公示5个工作日。公示期间如有质疑或投诉，区残联应及时按规定处理，并将处理意见送市残联、反馈质疑人或投诉人。

公示结束后，区残联应将审核结果书面通知民办残疾人社会服务机构。

5. 各区残联根据审核结果，结合本区实际情况，会同同级相关部门及时把当年1—6月资助经费不超过80%拨付到民办残疾人社会服务机构。

6. 民办残疾人社会服务机构在每年7月10日前，持本办法规定的相关材料到残疾人户籍所在地的区残联提出当年7—12月资助申请。

7. 各区残联在15个工作日内，对民办残疾人社会服务机构上半年的服务情况以及下半年资助申请材料进行评估，评估结果在区残联官网上公示5个工作日。公示期间如有质疑或投诉，区残联应及时按规定处理，并将处理意见送市残联、反馈质疑人或投诉人。

公示结束后，区残联应将评估结果书面通知民办残疾人社会服务机构。

8. 各区残联根据评估结果，结合本区实际情况，会同同级相关部门及时把当年1—6月资助经费的剩余部分和7—12月资助经费不超过80%拨付到民办残疾人社会服务机构。

9. 次年1月，各区残联对民办残疾人社会服务机构上一年7—12月服务情况进行评估。根据评估结果，各区残联会同同级相关部门及时把上一年7—12月资助经费的剩余部分拨付到民办残疾人社会服务机构。

各区残联可以会同相关部门，制定符合本区实际情况的残疾人服务资助经费申请时间、申请次数与拨付次数制度。

资助经费在年度结束后报清算，次年2月底前清算完毕。

（二）创新优化服务

1. 在每年第一季度，市残联按照相关规定确定第三方社会组织，作为创新优化服务项目的评估单位，由评估单位负责创新优化服务项目的组织实施等日常工作。

2. 评估单位应对民办残疾人社会服务机构申报材料进行资格审查和初审，确定通过初审的民办残疾人社会服务机构名单。

3. 评估单位组织评审小组对通过初审的民办残疾人社会服务机构进行量化评分排序。根据得分高低，确定拟予资助的民办残疾人社会服务机构及服务项目。评分标准由评估单位制定，市残联审核。评审小组成员不少于5人，由公益服务行业领域专业人士、财务专业人士、法律专业人士、社会组织代表、基层一线从事社会服务的代表等人员组成。

确定拟予资助的民办残疾人社会服务机构及服务项目后，承办单位应按不低于20%比例抽取民办残疾人社会服务机构进行实地核查。对书面材料与实地核查结果不一致的，取消扶持资格，由评审分数靠前的民办残疾人社会服务机构按顺序递补。

上述评审工作结束后，评估单位应当在5个工作日内向市残联提交评审报告、核查报告及相关资料。

4. 市残联对评估单位提交的评审报告及核查报告进行确认，并在市残联官网上公示5个工作日。公示期间如有质疑或投诉，评估单位应及时按规定处理，并将处理意见报市残联、反馈质疑人或投诉人。

5. 创新优化服务项目一经立项，民办残疾人社会服务机构提交的《运营服务申报书》即为项目实施的格式合同附件，由市残联、评估单位与民办残疾人社会服务机构正式签订。

6. 评估单位根据创新优化服务项目实施进度，起草运作资金拨付申请书，向市残联申请服务项目资金拨款。

每年创新优化服务项目的相关评审程序于当年3月31日前完成。市残联审核后，按规定程序把资金拨付到获选的民办残疾人社会服务机构，资助资金于当年使用完毕。

（三）孵化培育服务

孵化基地资助经费的申请、审批与拨付，另行制订方案。

第六章 法律责任

第十五条 任何单位、组织和个人不得挤占、截留、挪用残疾人服务资助经费和工作经费。

第十六条 民办残疾人社会服务机构对本机构所提供申报资料、服务项目的真实性、完整性、合法性及实施效果负责，自觉接受有关部门依法实施的监督检查。凡提供虚假资料或采取其他不正当手段骗取资助资金的，由市、区财政部门会同市、区残联负责收回其资助资金，本办法有效期内不再接受其资助申请，可视情况在媒体进行通告，并依法对机构及相关人员予以处理，情节严重涉嫌犯罪的，移送司法机关。

第十七条 民办残疾人社会服务机构须严格遵守相关法律法规及本办法规定，接受残疾人服务资助管理部门以及财政、审计等部门的监督。如有下列情况之一的，终止经费资助；情节严重的，追回资助资金；构成犯罪的，移送司法机关。

（一）发生重大责任事故的。

（二）违反行业规范造成严重不良影响、或服务对象（或其监护人）有效投诉3次及以上的。

（三）资助资金挪作他用的。

（四）服务项目实施不力，经评估或抽检，存在违反资助服务协议，或不具备完成服务项目的能力，或服务质量差等情况的。

（五）经评估或检查，不再符合相关残疾人服务项目资质条件的。

（六）其他违反本办法及其他法律、法规的情况。

第十八条 民办残疾人社会服务机构回避或者不配合巡查、检查2次及以下的，由巡查、检查单位提示改正；回避或者不配合巡查、检查超过2次的，在2年内不得申请本办法规定的资助。

第十九条 民办残疾人社会服务机构应当按照有关财务会计制度，对资助资金实行专账核算，专款专用，并做好本资金使用材料的建档和保存，自觉接受残疾人服务资助管理部门，以及财政、审计等部门的监督检查。

第二十条 民办残疾人服务资助管理部门及工作人员违反本办法规定，滥用职权、玩忽职守、徇私舞弊的，按照有关规定追究法律责任。

第七章 附则

第二十一条 各区可参照本办法，制定不低于本办法资助标准的本地区资助民办残疾人社会服务机构办法。

第二十二条 本办法自印发之日起实施，有效期为5年。自2017年1月1日起申请资助的项目，其资助标准按照本办法执行。有关法律、政策依据变化或有效期届满，根据实施情况依法评估修订。

附录七　广州市残疾人事业发展第十三个五年规划

为全面贯彻落实《国务院关于加快推进残疾人小康进程的意见》（国发〔2015〕7号）、《国务院关于印发“十三五”加快残疾人小康进程规划纲要的通知》（国发〔2016〕47号），健全残疾人民生保障机制，进一步改善残疾人生活状态，促进残健融合、共建共享全面小康社会，根据《广东省残疾人事业发展“十三五”规划》（粤残联〔2017〕28号）、《广州市国民经济和社会发展第十三个五年规划纲要（2016—2020年）》（穗府〔2016〕6号）和《广州市人口发展和基本公共服务体系建设第十三个五年规划》（穗府办〔2017〕7号），制订本规划。

一、发展基础

市委市政府高度关心残疾人群体，将残疾人事业纳入全市国民经济与社会发展大局。“十二五”时期是我市残疾人事业发展较快、政府投入较多、各项惠残政策更加完善、社会扶残助残能力不断提升的时期，我市残疾人事业取得了显著成绩，为“十三五”发展打下了坚实基础。

（一）残疾人事业全面发展

残疾人事业纳入以改善民生为重点的社会建设大局，残工委成员单位各司其职，着力推进残疾人社会保障体系和服务体系建设，构建残疾人事业发展的长效机制。扶残助残社会环境进一步加强，社会力量积极介入，残疾人服务机构蓬勃发展。全面建立了困难残疾人生活补贴和残疾人护理补贴制度，在全国率先出台了残疾人参加社会保险的资助政策，资助所有户籍残疾人参加基本医疗保险，资助符合条件的残疾人参加社会养老保险。到2015年年底，城乡残疾人参加社会养老保险12.5万人，纳入最低生活保障1.9万人，发放困难残疾人生活补贴5.6万人，发放残疾人护理补贴7.8万人，发放资金共计2.5亿元。

（二）残疾人康复服务有序推进

建成了门类齐全、覆盖全面的残疾人康复资助体系，残疾人康复资助项目包含医疗康复资助类、机构康复训练资助类、残疾人基本型辅助器具适配资助类和残疾人办证资助4个资助类别，细分为15个资助项目。大规模把医疗类康复项目纳入残疾人康复资助范围，资助项目数量居全国首位。已建社区残疾人康园工疗站172家，共计为3 558名残疾人提供居家康复服务，为64 146名精神障碍患者提供服药补贴和住院补贴；为残疾人开展辅具适配46 096件；累计为5 453名0～14岁残疾儿童提供聋儿语训，脑瘫、智力、孤独症康复训练服务。孤独症儿童康复训练日益受重视，共有15家孤独症儿童康复资助定点机构。

（三）残疾人特殊教育加速发展

以融合发展为导向，加大特殊教育资源供给，推进构建医教结合的特殊教育体系。先后出台了《广州市人民政府办公厅关于加强我市特殊教育工作的实施意见（2012—2016年）》《广州市贯彻广东省特殊教育提升计划（2014—2016年）的意见》《广州市扶助残疾人教育管理办法》和《广州市扶助特殊儿童学前教育试行办法》等政策文件，推动建立义务教育阶段特殊学校教育、普通学校随班就读、普通学校附设特教班和送教上门四级网络。推动实施残疾学生15年免费教育。全市现有特殊教育学校21所。目前在校接受特殊教育的学生4 874名。成立了各类残疾儿童随班就读指导中心，拓展高中阶段残疾人职业教育范围，支持和鼓励职业院校扩大招收残疾学生的专业和规模。

（四）残疾人劳动就业成效显著

制定了《广州市残疾人就业保障金征缴实施办法》《广州市人民政府办公厅关于扶持社会福利企业发展促进集中安置残疾人就业的意见》等规章和规范性文件，修订了《广州市按比例安排残疾人就业办法》，依法推进按比例安排残疾人就业。建立了残疾人就业年审信息系统，完善了残疾人就业信息网络化建设，强化按比例就业年审和就业保障金地税代征制度。完成征收入库就业保障金37.83亿元。完成残疾人就业培训11 224人次，新增就业残疾人8 418人。智力残疾人职业技能培训、庇护性就业等取得良好效果。庇护性就业工场共为201名残疾人提供职业康复训练服务，为学员及其家属提供各类型家属服务45 717人次。打造了校企合作新模式，比较成功地探索出建立残疾人就业实习基地等支持性就业新道路。

（五）残疾人社会服务快速推进

市残疾人福利基金会共筹得人民币1 179万元（含实物折价），物资4.5万件，用于残疾人康复、教育、宣传、福利等方面。团市委成立广州助残志愿服务联盟，编写出版了《广州助残志愿服务指南》《康园志愿课程攻略》等。115支助残志愿服务队伍、36 161名助残志愿者为康园工疗站和特殊学校的6 980名残疾人提供常态化服务，实施各类规范化主题助残志愿服务活动1 504次，累计服务13.32万小时。民间公益社团成立了广州市残疾人服务协会。100多家企业参与，充分利用社会力量，开展面向残疾人的各项服务和活动，引导残疾人融合发展，成功创立首个众筹项目——培训与生产销售兼备的公益型点心企业。

（六）残疾人维权工作扎实有效

进一步完善了信访工作制度，坚持领导干部信访值班制度，保证残疾人信访渠道畅通。依托12345政府服务热线建立了12385残疾人服务热线，及时处理残疾人热线工单，保障残疾人民生权益，成为全国典范。依托市法援机构，继续推行律师坐班制度，建成区级残疾人法律援助工作站11个，为残疾人提供法律援助服务，彰显公平正义。

（七）残疾人事业宣传渠道持续拓宽

与《广州日报》、人民网等多家主流媒体建立了常态化的合作宣传机制，邀请新闻媒体深入社会、走近残疾人，参与报道残疾人事业发展。向各级各类新闻媒体报送并刊播新闻稿件超过600篇次。特别是全国助残日、“爱心满花城”助残服务周宣传，先后推出家庭无障碍工程建设、志愿在康园、残疾人居家康复、法律援助、广州爱心公园建设、“两岸情·天使心”公益演唱会、资助残疾人养老保险、残疾预防等主题鲜明的助残活动，有力推动了残疾人事业发展。

（八）残疾人文化体育事业保持强势

出版3辑《从心出发》残疾人文学作品丛书，每年举办一届残疾人书画展，已成为残疾人文化活动的亮点和品牌。我市残疾人运动员在国际和全国性重大赛事中获得金牌61枚、银牌43枚、铜牌33枚，继续保持残疾人体育强市的优势。随着残疾人文化体育进社区活动的深入开展，残疾人对群众文化体育的参与度也得到提升。

（九）无障碍环境建设成效显著

无障碍建设由公共场所延伸至残疾人家庭，按“全覆盖、零拒绝”的标准实施残疾人家庭无障碍改造，是全国两个实施“按需改造”的城市之一，共为16 862人进行了改造。利用“互联网+”搭建残疾人参与社会活动平台，提升了残疾人的生活品质。建立了全国首个大规模智能公交导盲系统，在全市10 541台公交车、6 805个站台安装了公交导盲设施。发放了5 000份电脑读屏软件。推行生命安全跟踪项目。

五年来，我市残疾人社会保障和服务体系的建设日趋完善。但是，由于我市残疾人总量较大，社会经济发展不均衡，残疾人仍然是当前最困难的社会群体之一，残疾人整体生活状况离全面小康还有一定距离。习近平总书记指示：“全面建成小康社会，残疾人一个也不能少。”“十三五”时期是全面建成小康社会决胜阶段，实现残疾人就业增收，加强残疾预防，给予残疾人群体更多的社会保障和发展机会，提供更加完备的公共服务，深化残疾人服务机制的改革，将是“十三五”时期我市残疾人事业发展的方向和主要着力点。我们应当牢牢把握历史机遇，开拓创新，着力解决广大残疾人现实问题，创建具有广州特色的残疾人事业发展模式，引领残疾人与全市人民一道共建共享全面小康社会。

二、指导思想和总体目标

（一）指导思想

全面落实党的十八大、十九大会议精神，深入贯彻习近平总书记系列重要讲话精神，按照“五位一体”总体布局和“四个全面”战略布局，以“四个坚持、三个支撑、两个走在前列”为统领，牢固树立“崇尚创新、注重协调、倡导绿色、厚植开放、推进共享”的新发展理念，加大残疾预防工作力度，从源头上降低残疾发生率。加快推进残疾人小康进程，瞄准贫困残疾人、重度残疾人等重点人群，着力补短板，健全残疾人权益保障制度，完善残疾人基本公共服务体系，为残疾人平等参与社会发展创造便利条件和友好型环境，让改革发展成果更多、更公平、更实在地惠及广大残疾人。不断缩小残疾人生活水平状况与社会平均水平之间的差距，让残疾人安居乐业、衣食无忧，残疾人生活的各项指标达到小康水平。

（二）基本原则

1. 政府主导、社会参与

突出政府责任，保障残疾人基本民生，将残疾人工作纳入各相关政府职能部门的职责范围，各司其职，密切配合，为残疾人的发展创造基本条件。广泛动员社会力量，发挥社会资源和市场机制作用，推进残疾人服务社会化发展。

2. 普惠和特惠相结合

坚持一般性制度安排与专项制度安排相结合，充分依靠现有公共服务体系和保障制度，整合现有碎片化政策，扩大服务面。同时基于残疾人需求的特殊性，出台特惠型政策措施。

3. 突出重点、分类指导

加强对贫困、重度残疾人的重点扶持，统筹推进不同类别残疾人小康进程；提高残疾人福利水平，促进残疾人充分就业和融合发展；稳定保障残疾人基本民生，扩大残疾人基本公共服务覆盖面。

4. 求真务实、改革创新

从实际出发，以各类残疾人的基本需求为导向，重点加大残疾人事业发展薄弱环节的建设力度，落实《中共中央关于加强和改进党的群团工作的意见》要求，大胆改革创新，建立和完善与残疾人事业发展相适应的体制和机制。

（三）主要目标

到 2018 年，残疾人社会保障体系、公共服务体系基本完善，残疾人小康进程与全面小康进程相适应。到 2020 年，残疾人社会保障体系、基本公共服务体系更加完善，残疾人事业与全市经济社会稳步协调发展，残疾人生活的各项指标达到小康水平。

1. 残疾人生活水平与生活质量显著提高

以促就业带动增收入，家庭收入稳步提高，贫困残疾人实现脱贫。残疾人住房、养老、医疗、康复等基本需求得到制度性保障，出行更加便利，文化体育活动更加丰富，共享社会文明进步成果。

2. 残疾人事业发展体制机制进一步完善

残疾人事业发展进一步法治化和信息化，政府工作效能进一步提升，社会扶残助残活力充分激发，残疾人合法权益得到充分保障，理解、尊重、关心、帮助残疾人的社会氛围更加浓厚。

3. 残疾人基本公共服务基础条件明显改善

建立以家庭为基础、社区为依托、机构为支撑的托养服务模式。形成多元化的残疾人服务供给模式，满足残疾人特殊性、多样化、多层次的需求。

4. 残疾人自身素质和能力不断增强

残疾人受教育程度和就业水平继续提高，运用网络信息技术的能力不断提高，精神文化生活更加丰富活跃，社会参与更加广泛深入。

5. 残疾预防工作全面加强

从源头上防控残疾的发生。建立比较完善的残疾预防工作体系和防控网络，针对各类致残因素采取重点防控措施，增强全社会残疾风险综合防控的意识和能力。

附表 7-1 “十三五”残疾人事业发展主要指标

指标	目标值（%）	属性
残疾人家庭人均可支配收入年均增速	>6.8	预期性
困难残疾人生活补贴目标人群覆盖率	>95	约束性
重度残疾人护理补贴目标人群覆盖率	>95	约束性
残疾人城乡居民基本养老保险参保率	90	预期性
残疾人基本医疗保险参保率	95	预期性
农村建档立卡贫困残疾人脱贫率	100	约束性
残疾人基本康复服务覆盖率	80	约束性
残疾人辅助器具适配率	90	约束性
残疾儿童少年接受义务教育比例	95	约束性
社区康园中心镇、街建设覆盖率	100	约束性
有需求的残疾人就业服务率	100	约束性

三、主要任务

（一）保障残疾人基本民生

1. 完善最低生活保障制度的托底功能

将符合条件的困难残疾人家庭100%纳入城乡居民最低生活保障范围（以下简称“低保”）；本市低收入困难家庭中无法单独立户的成年且无业的重度残疾人，可以单独申请低保。

2. 进一步完善残疾人基本福利制度

根据实际情况，逐步提高困难残疾人生活补贴和重度残疾人护理补贴的发放标准。有条件的地区试行逐步扩大残疾人护理补贴发放范围。

3. 推进落实残疾人参加社会保险资助政策

推进落实残疾人参加基本社会养老保险和基本社会医疗保险的政策，确保残疾人全面纳入基本社会保险体系。为登记失业的残疾人提供失业救济，并在失业期间给予社会保险补贴。

4. 完善精神残疾人医疗救助补贴机制

对基本医疗保险支付医疗费用后仍有困难的精神残疾人，给予医疗救助。提高精神残疾人医疗救助的标准和封顶线，继续实施本市户籍精神残疾人免费门诊和服药补贴制度。

5. 探索建立多种形式的残疾人保险制度

在残疾人人身意外伤害综合保险基础上，扩展其他商业保险项目。全面实施国家关于将部分康复项目纳入基本医疗保障范畴的有关规定，鼓励保险公司创建康复商业保险制度。探索建立失能老年残疾人、重度残疾人护理保险制度。加快完善长期护理保险的相关配套政策。

6. 优先保障残疾人的基本住房需求

对符合住房保障条件的城镇三级以上（含三级）残疾人家庭，给予优先分配、优先发放住房租赁补贴等政策；继续实施“按需改造”的残疾人居家无障碍环境改造，对新增需求应改尽改。

7. 建立完善残疾人托养服务体系

全面摸清重度残疾人的托养需求，为生活不能自理的重度残疾人提供专业化的托养服务。逐步提高生活不能自理的智力、精神及重度残疾人居家托养补贴标准。以家庭为载体，为符合托养条件的残疾人提供个性化的居家安养服务。出台优惠政策，扶持社会力量开展智力、精神及重度残疾人居家安养、日间照料和集中托养服务；通过“民办公助”模式，与符合相关资质和服务条件的民办养老服务机构合作开展残疾人托养服务。继续加强残疾人安养院的建设和服务，规划建设第二家残疾人托养服务中心。完善残疾人服务机构管理制度，定期督查监管，及时纠正可能出现的问题，维护残疾人合法权益。

附表 7－2　残疾人民生保障重点政策

最低生活保障制度	将符合条件的残疾人家庭及时纳入最低生活保障范围。本市低收入困难家庭中无法单独立户的成年且无业的重度残疾人，可以单独申请低保
困难残疾人生活补贴制度和重度残疾人护理补贴制度	为低保家庭中的残疾人提供生活补贴，有条件的地方可逐步扩大到低收入残疾人及其他困难残疾人。重度残疾人护理补贴范围可逐步扩大到非重度智力、精神残疾人或其他残疾人
残疾人社会保险个人缴费资助	资助残疾人参加基本社会保险，包括基本养老保险和基本医疗保险

（续上表）

提高残疾人医疗保障和救助待遇	积极做好符合条件的残疾人医疗救助工作，鼓励和提高残疾人尤其是重度残疾人和精神智力残疾人的大病保障水平，完善残疾人医保结算、救助流程
残疾儿童康复救助制度	逐步实现0~6岁视力、听力、言语、智力、肢体残疾儿童和孤独症儿童免费得到手术、辅助器具适配和康复训练等服务
残疾人基本型辅助器具补贴	对残疾人适配基本型辅助器具给予补贴
针对残疾人特点的特定信息消费支持	对残疾人有线（数字）电视费用、宽带和手机上网流量费用等给予优惠照顾
残疾人托养服务补贴制度	符合条件的贫困和重度残疾人给予托养服务补贴

（二）大力促进残疾人家庭就业增收

1. 出台专项文件促进残疾人就业

制定《广州市残疾人就业扶助办法》等文件，明确资助残疾人接受职业技能培训、促进分散按比例就业的办法，明确对用人单位招纳残疾人的鼓励措施。各级政府积极推动残疾人就业，并对促进残疾人就业工作成效显著的单位和个人进行表彰奖励。

扶持残疾人集中就业基地建设。积极与社会热心企业合作，以公司（企业）为载体创建残疾人集中就业基地；结合精准扶贫工作，通过辐射带动，示范引导，扶持农村残疾人种养殖业。

通过支持性就业、辅助性就业、庇护性就业、职业适应性训练等形式，稳定残疾人就业率。明确即时岗位援助、公益性岗位帮扶、社会保险补贴等就业援助标准和操作办法。

对有创业意愿和条件的残疾人给予创业资金扶持和帮助，对参加高级技能培训并考取证书的残疾人给予奖励，对参加省、国家、国际职业技能竞赛的选手给予补贴和奖励。

2. 切实加强残疾人就业管理

建立广州市机关、人民团体、事业单位、国有企业带头安排残疾人就业的工作制度，制定完善相应的工作流程、评估办法。

建立和完善按比例就业奖励制度，对长期坚持按比例安排残疾人就业、超比例安排残疾人就业、积极推进就业困难残疾人上岗就业的各用人单位，给予表彰、奖励。

建立按比例安排残疾人就业公示制度。2017年，市残联在官方网站公示超比例、按比例安排残疾人就业（已达标）用人单位的情况。2018 年，向社会全面公示按比例安排残疾人就业情况、用人单位办理残疾人就业年审情况，残疾人就业保障金征收和使用情况。敦促既不安排残疾人就业、又不按时办理残疾人就业年审的用人单位，及时履行社会责任。对不按比例安排残疾人就业、拒不缴纳残疾人就业保障金的用人单位，追究法律责任。

加大就业服务力度。对大量招用残疾人的用人单位建立上门服务制度，及时化解用人单位与残疾员工的矛盾，指导用人单位开发适合残疾人就业的岗位。协助残疾人就业基地进行无障碍设施改造，帮助企业对在岗残疾人开展技能提升培训。继续为小微企业减负，对 30 人以下的小微企业，自工商登记之日起免征 3 年残疾人就业保障金。

大力扶持自主创业，促进创业带动就业，继续实施积极就业创业政策。健全完善创业担保贷款管理机制，落实各项政府创业扶持补贴和就业创业政策，积极推进创业（孵化）基地建设，强化公共创业服务，鼓励有条件的残疾人自主创业。优化就业援助手段，加大就业困难人员就业援助力度。继续组织实施“就业援助月活动”，对重点援助对象开展就业援助服务。

3. 加强残疾人就业培训服务

优化现有的公共就业服务机制，残疾人就业失业登记工作逐步下移到街道、社区的服务窗口，并由人社部门按残疾类别在数据库中加以标识。残疾人就业服务机构通过定期与人社部门交换残疾人就业失业登记数据，及时开展后续的就业培训工作，进一步方便残疾人享受公共服务。

加强残疾人职业能力评估建设，完善残疾人职业能力测评，为开展残疾人个性化培训和职业素质培养工作提供重要参考依据。

针对劳动力市场的需求和残疾人特点、类别开展多形式、多层次的职业培训，保证每类残疾人有一个以上的主导培训项目。残疾人服务机构保持与用人单位的日常联系，及时开展定向、定岗、岗位技能实训和提升培训，稳定残疾人就业。

加强中专、中职、大学毕业残疾学生的技能培训力度，帮助残疾人（毕业学生）获得所需技能，实现持双证（毕业证、职业资格证）毕业，提高中专、中职、大学毕业残疾人就业竞争力。

加大电子商务、创业等培训力度，积极跟进国家推行的“互联网 +”和“双创”工作，重点加强互联网创业培训。完善创业孵化基地，配套场地、设施，开发适合残疾人创业的项目，积极探索和尝试创建残疾人创业培训实训基地，提高残疾人操作技能。

建立与特殊教育学校、社会培训机构的合作关系，不断扩大残疾人网络培训机构数量，进一步加大购买服务的力度、范围，充分利用社会培训机构的优质资源为残疾人提供职业培训服务。

继续加强心智障碍残疾人的支持性就业工作，积极探索及使用新方法提高心智障碍残疾人支持性就业工作效率，及时总结工作经验，条件成熟时形成规范性文件。加强重度视力残疾人按摩就业培训和指导，继续推进视力残疾人就业。

在现有的精神残疾人职业康复训练模式基础上，进一步加强残疾人职业康复机构与街道、社区、社会服务机构的联系，充分调动各方积极性，逐步扭转精神残疾人就业难的局面，减轻精神残疾人及其家属的精神负担、经济负担。

加大力度培养就业辅导员、手语翻译人员，进一步扫清残疾人就业培训过程中的沟通障碍，为残疾人与用人单位提供就业支持、语言翻译、政策咨询等服务。

4. 全面完成残疾人精准扶贫工作目标

落实《农村残疾人扶贫开发规划（2011—2020年）》，夯实残疾人精准扶贫的基础性工作，提高残疾人扶贫的针对性和实效性。

组织农村贫困残疾人家庭参与合作经济组织和产业化经营，切实保障残疾人土地承包经营权和土地流转合法收益。

做好脱贫典型的宣传，充分发挥脱贫带头人示范引领作用，激发贫困残疾人的内在动力，树立脱贫致富的信心，鼓励贫困残疾人自食其力过上有尊严的生活。

附表7－3　残疾人就业增收重点项目

残疾人职业技能提升计划	有就业意愿和相应能力的残疾人普遍得到就业创业培训；技能岗位的残疾人普遍得到岗位技能提升培训
党政机关按比例安排残疾人就业推进项目	推动各级党政机关、政府残工委成员单位及其所属单位（机构）普遍按比例安排残疾人就业
农村基层党组织助残扶贫工程	农村基层党组织结对帮扶贫困残疾人家庭，帮助改善基本生活条件，扶持发展生产，实现稳定脱贫
残疾人创业创新孵化示范基地和文化创意产业基地建设项目	积极推进残疾人创业创新孵化示范基地和文化创意产业基地的建设，为残疾人创业者提供低成本、便利化、全要素、开放式的综合服务平台和发展空间
加强康园工疗机构等辅助性就业机构建设	加强全市康园工疗机构管理服务规范化建设，完善制度，加强管理、监督、约束职能，使全市康园工疗机构服务效能有进一步的提高。抓好绩效评估办法的制定，并开展绩效评估试点，在总结经验的基础上向全市康园工疗机构铺开。完善信息化管理，提高康园工疗服务体系的信息化管理水平
支持性就业推广项目	加强残疾人支持性就业辅导，通过政府购买服务方式，培育扶持建设一批支持残疾人就业服务的社会服务机构

（三）着重加强残疾预防和康复工作

1. 探索建立多部门参与的残疾预防机制

形成卫生部门主导，多部门齐抓共管、各司其职、密切配合的残疾预防工作体系和工作机制。相关部门负责在各自职责范围内做好遗传、发育、疾病、伤害等因素致残的预防工作。以基层为重点加强公共卫生、卫生应急、医疗服务、安全保障和监管、应急救援、环境污染防治、农产品和食品药品安全监管、康复服务等体系建设，改善基础设施条件，提高服务能力。充分发挥专业服务机构的重要作用，指导社区、家庭做好残疾预防，形成以一级预防为重点的三级预防服务网络。

2. 采取行动降低残疾发生率

落实《国家残疾预防行动计划（2016—2020 年）》，针对各种致残因素采取措施。

控制出生缺陷发生风险和发育障碍致残，加强出生缺陷综合防控，加强婚前、孕前健康检查，加强对严重遗传性疾病、指定传染病、严重精神障碍的检查并提出医学意见。

着力防控疾病致残。有效控制传染性疾病、地方性疾病。推广老年人健康体检，推动癌症、脑卒中、冠心病等慢性病的机会性筛查，做好高血压、糖尿病规范治疗及管理。开展致聋、致盲性疾病早期诊断、干预。

加强精神疾病防治。积极开展心理健康促进工作，加强对精神分裂症、阿尔茨海默症、抑郁症、孤独症等主要致残性精神疾病的筛查识别和治疗康复，加强严重精神障碍患者救治救助工作。

努力减少伤害致残。加强安全生产监管、农产品和食品药品安全监管、道路交通安全管理。加强饮用水和空气污染治理干预。增强防灾减灾能力，完善社区、学校、医院、车站、工厂等人员密集场所灾害防御设施、措施。减少儿童意外伤害和老年人跌倒致残。

3. 健全法规政策引导和鼓励社会参与

落实残疾预防相关的母婴保健、疾病防控、残疾康复等重点领域的法律法规。建立出生缺陷儿童确诊报告制度，建立由卫计部门和残联参与的出生缺陷儿童确诊、转介、综合干预服务流程。加强信息搜集、监测和研究，建立残疾预防综合信息网络平台和数据库，开展致残因素监控和残疾预防对策研究。严格执行残疾预防相关技术规范、标准。不断完善工伤保险辅助器具管理制度。落实将康复综合评定等 20 项医疗康复项目纳入基本医疗保险支付范围的政策。鼓励高校、科研机构等积极开展致残原因、机理、预防策略与干预技术等方面研究，促进先进、适宜技术及产品在残疾预防领域的应用推广。

4. 提高预防意识，普及残疾预防知识

加强残疾预防法治宣传教育，提高政府部门、医疗卫生机构、企事业单位、社会组织、家庭和个人的残疾预防法治观念、责任意识。利用残疾预防日、爱耳日、爱眼日、防灾减灾日、中小学生安全教育日、交通安全日等宣传节点，广泛开展残疾预防“进社区、进校园、进家庭”宣传教育活动，发布残疾预防信息，宣讲残疾预防知识，增强全社会自我防护的意识和能力。采取针对性措施，做好计划怀孕夫妇、孕产妇、学生、老年人、有害环境地区居民、交通和重工化工等行业职工等重点人群的宣传教育工作。利用“广州市残疾人联合会公众号”等微信公众号，广泛宣传残疾预防知识。

5. 加强儿童抢救性康复工作

加强0~6岁残疾儿童抢救性康复工作，建立0~14岁残疾儿童免费基本康复制度。完善残疾儿童康复补助办法，提高各类残疾儿童康复救助的补贴标准，制订残疾儿童个性化的抢救方案，建立康复个案管理系统。加大对康复机构建设的扶持力度，解决残疾儿童康复教育机构生存及发展问题。加强对各类残疾儿童康复技术人员的培养，努力帮助解决康复机构从业人员职称晋升渠道不畅和福利待遇偏低问题。

6. 加强精神病防治与康复工作

逐步提高精神障碍者康复资助额度。增加社区精神康复服务供给，扩大社区精神康复综合服务中心服务容量，完善精神卫生技术服务网络建设。加强重性精神疾病综合管理，实现重性精神病人基本服务全覆盖。按照“功能训练、全面康复、融入社会”的康复治疗基本原则，以专科医院为重点、社区为依托、家庭为基础，构建医院、社区、家庭“三位一体”的康复模式，最大限度地帮助患者恢复因病受损的生活、劳动和人际交往能力。建立健全精神障碍社区康复服务体系，完善街（镇）严重精神障碍患者综合管理小组。

7. 推进残疾人社区康复工作

健全残疾人社区康复工作体系，建立残疾人社区康复服务清单，增加残疾人社区康复服务供给，把残疾人社区康复工作纳入广州市基本公共卫生服务项目包。残联和财政部门适时推动货币补贴方式，支持残疾人接受基层卫生医疗机构开展的社区康复和居家康复服务。

8. 加强辅助器具推广和适配服务

完善基本辅助器具适配补贴制度。建立健全市、区、街道（乡镇）三级辅助器具服务网络。加快推进辅助器具服务机构规范化建设，不断提升辅助器具专业化、个性化服务水平。根据残疾人需求分布状况，扶持培育一批辅助器具服务机构，打造专业机构专业服务，为残疾人辅助器具适配提供便利，大力提升服务品质。

9. 提升辅助器具行业的产业化水平

建设残疾人辅助器具孵化基地，加大辅助器具研发支持力度，加快科研成果转化，扩大辅助器具的产品资源，满足残疾人多元化的辅助器具需求。支持社会力量研发、引进、推广适合残疾人使用的辅助器具技术和产品，加强辅助器具技术标准制定和产品质量监管。建立辅助器具服务督导机制，加强专业指导和业务培训。根据《广州市非机动车和摩托车管理规定》，加强全市残疾人机动轮椅车管理，开发新的登记系统，实行科学化服务。

附表 7－4　残疾预防重点行动

1. 有效控制出生缺陷和发育障碍致残	孕前健康检查率达 80% 以上。产前筛查率达 60% 以上。普遍开展新生儿疾病筛查，对筛查出的疾病尽快干预
2. 加强慢性病防治	开展全民健身活动，推动科学膳食、全民健身、控烟限酒。倡导居民定期健康体检。开展致聋、致盲性疾病早期诊断、干预。高血压、糖尿病患者的规范管理率达到 60% 以上；百万人口白内障复明手术率达到 2 000 以上
3. 努力减少伤害致残	重点做好待孕夫妇、孕期妇女劳动保护，避免接触有毒有害物质，减少职业危害。生产安全事故发生起数、伤亡人数对比 2016 年均下降 10% 以上。开展道路隐患排查治理，确保公路及其附属设施始终处于良好技术状况。普及中小学生交通安全宣传教育，推广使用汽车儿童安全座椅
4. 加强精神疾病防治	加强对精神分裂症、阿尔茨海默症、抑郁症、孤独症等主要致残性精神疾病的筛查识别和治疗康复。将心理援助纳入突发事件应急预案，为遭遇突发公共事件群体提供心理援助服务。登记在册的严重精神障碍患者管理率达 80% 以上
5. 加强残疾人基本康复服务	建立残疾儿童康复救助制度，普遍开展残疾儿童早期康复服务。将残疾人健康管理和社区康复纳入国家基本公共服务清单。制定残疾人基本康复服务目录，实施精准康复服务行动。残疾人基本康复服务覆盖率达 80% 以上
6. 残疾人社区康复服务项目	为有需求的残疾人普遍建立康复服务档案，提供康复评估、训练、心理疏导、护理、生活照料、辅具适配、咨询、指导和转介等服务
7. 推广辅助器具服务	对残疾人适配基本型辅助器具给予补贴。开展辅助器具租赁和回收再利用等社区服务，就近就便满足残疾人短期及应急辅助器具需求。残疾人基本型辅助器具适配率达 80% 以上

（四）着力提升残疾人公共服务水平

1. 提高残疾人受教育水平

继续推进实施残疾人 15 年免费教育，完善从学前教育到高等教育的残疾人教育体系。完善残疾学生学籍、档案制度，落实“送教上门”管理办法。将肢体、智力、精神等适龄重度残疾儿童（包括脑瘫、孤独症儿童）教育纳入义务教育，确保残疾人享有平等的受教育权利。注重潜能开发和缺陷补偿，积极推进残疾儿童随班就读。支持普通学校开设特教班，招收残疾学生，向中、小学生普及现代残疾人观和融合教育理念，鼓励普通学校与特殊教育机构开展交流活动。鼓励社会力量办学、捐资助学，建立准入门槛和评估机制，扶持民办非企业特殊教育机构的发展。

加强政策性扶持。制定残疾人职业教育的支持性政策，推动广大残疾人接受职业技术教育。实施“阳光助学计划”，提高对残疾人学前教育、义务教育、高中阶段教育和高等教育的资助标准，加大对困难残疾学生的扶助力度。以政府购买服务的方式为特殊教育学校及融合教育学校配备必需的专业服务资源。依法制定出台特殊教育教师以及相关专业技术人员的补贴政策。

做好国家通用手语和盲文推广。实施《国家手语和盲文规范化行动计划（2015—2020 年）》，以学校和公共服务领域为重点，加强手语和盲文专业人才的培养，推广国家通用手语和盲文。

2. 丰富残疾人文化体育生活

将残疾人文化体育服务纳入城乡公共文化服务体系建设，为残疾人提供基本、均等的文化服务。培育社会企业，支持残疾人文化艺术产品生产，加强残疾人文化艺术优秀作品展示。组织开展全国助残日、广州市“爱心满花城”助残服务周等助残活动，动员社会关注、支持残疾人事业。

完善公共场所服务条件。市、区公共图书馆设立无障碍设施，开设视力残疾人阅览室（区）和残疾人专座，配置盲文读物及相关设备。执行政府定价、政府指导价的公园和旅游景区等公共场所向残疾人免费开放，鼓励执行市场调节价的公园和旅游景区等公共场所向残疾人免费开放或优惠开放。

丰富残疾人体育活动，展示残疾人体育精神。联合体育部门推动全民健身融合发展。加强残疾人体育基地建设，培训高水平运动员，加强后备人才的培养，积极举办各类残疾人运动会、趣味运动会。通过组织多种形式的体育活动、社区文化活动，促进残疾人走出家庭，融入社会。

3. 推进无障碍环境建设

依法依规加强源头把控。修定《广州市无障碍设施建设管理规定》，将无障碍设施建设与改造纳入城乡发展总体规划。严格按照国家标准进行源头把控，无障碍设施工程应当与主体工程同步设计、同步施工、同步验收后投入使用。鼓励、支持采用无障碍通用设计的技术和产品。

进一步推进无障碍设施建设。新建或改造的政府办公大楼、学校、银行、影院、车站等公共服务场所，配备标准的无障碍设施。推进社区公共场所的无障碍改造，将社区无障碍建设纳入城市更新计划。继续实施“零拒绝、全覆盖”的残疾人家庭无障碍改造。城市公共停车区和小区停车场按照一定比例设置残疾人专用停车泊位。进一步推进公共交通无障碍建设，落实残疾人优惠乘坐公共交通工具、残疾人专用车优惠停车政策，推广导盲犬服务。

加强信息无障碍建设。推动政府机关和公共事业单位的门户网站改造为无障碍网站。加强手语推广，推进“字幕工程”，推动市级电视台开设手语节目。支持无障碍信息通信技术和产品的研发、生产、推广，支持电信运营商推出针对残疾人特点的电信和网络消费优惠套餐。

开展无障碍环境督察和宣传工作。以残疾人专职委员为基础，依托残疾人专门协会，建立无障碍改造与建设督导队伍，对无障碍设施改造与建设状况进行评估和督察，及时向政府有关部门反映意见。加强无障碍环境建设的宣传和教育，自觉维护无障碍设施的完好。

4. 加强信息化建设

完善残疾人综合管理信息系统。依托现有残疾人数据信息系统，进一步加强数据挖掘和衍生运用。制定残疾人信息指标体系，建立残疾人基础信息、需求信息、业务信息、服务信息数据库，逐步实现“记录一生，服务一生，管理一生”的残疾人全生命周期服务。推动残疾人信息化管理系统与全市社保信息管理系统、底线民生信息化核对系统的对接和数据共享。

拓宽残疾人信息化服务渠道。以服务为导向，依托政府网上办事大厅和各街镇的网格化服务，搭建包含残联多项业务的办事窗口，为残疾人提供全方位的便捷服务。加强微信、微博和手机 App 等新媒体平台建设，为残疾人提供多渠道的信息化服务。实行残疾人证网上办理，推进残疾人证智能化和电子证照工作。

建立和健全残疾人基本就业服务网络。完善残疾人求职招聘、职业培训、就业年审、创业就业等基础信息体系，围绕残疾人就业实际需求及残疾人就业服务机构职责范围开发和完善业务系统。争取联通各级政府部门网络平台，搭建更广阔的残疾人就业服务网络。建立按比例安排残疾人就业年审网上办理平台，开启用人单位网上自助年审新模式，方便各就业服务机构对用人单位申报安排残疾人就业情况进行统一管理。

5. 依法保障残疾人平等权益

政府带动社会依法履行义务。政府部门带头落实残疾人权益保障的相关法律法规，依法开展残疾人工作、依法维护残疾人权益；企事业单位、社会组织认真履行扶残助残的法定义务。严厉打击侵犯残疾人权益的违法犯罪行为，建立残疾人权益保障应急处置机制。

推动建立残疾人权益保障协商机制。鼓励人大代表、政协委员积极关注和参与残疾人事业，认真办理有关残疾人工作的人大议案和政协提案。畅通残疾人参与民生政策的渠道，在相关政策制定过程中广泛听取残疾人和残疾人组织的诉求与意见。依托专业协会和新媒体平台，开通残疾人参与民生政策的建言献策渠道。

不断完善残疾人法律援助和信访机制。创新服务供给模式，采取政府购买服务的方式购买律师服务，为残疾人提供优质的法律咨询、法律援助和法律救助。进一步发挥 12385 残疾人服务热线的作用，完善网络信访平台，将社工专业力量引入残疾人信访工作中，加强信访工作业务和队伍建设，不断提升残疾人信访工作的效率。

附表 7 – 5　残疾人基本公共服务重点项目

1. 残疾儿童、青少年教育项目	逐步提高残疾儿童学前教育普及水平，适龄听力、视力、智力残疾儿童少年接受义务教育比例达到95%，完成义务教育且有意愿的残疾学生都能接受适宜的中等职业教育
2. 特殊教育资源室建设项目	安排专职或兼职资源教师，配备适当的教具、学具、康复训练设备、器材和图书资料等，为随班就读学生得到针对性辅导和训练创设必要条件
3. 残疾青壮年文盲扫盲项目	依托特殊教育、成人教育和残疾人集中就业等机构，结合残疾人职业培训、农村残疾人实用技术培训、托养服务和辅助性就业服务等，开展残疾青壮年文盲扫盲工作
4. 国家通用手语和通用盲文研究推广项目	开展国家通用手语和通用盲文研究与推广，建立国家通用手语、通用盲文语料库与标准化协同工作平台
5. 举办全市残疾人文化艺术活动	将文化节打造成展示我市残疾人事业发展成果的重要平台和文化品牌
6. 文化进社区活动	普及推动群众文化艺术活动，逐步向社区推进
7. 残疾人体育健身计划	联合体育部门推动助残健身点与全民健身点融合发展，积极开展残健融合体育主题活动
8. 高校无障碍改造项目	普通高等院校进行无障碍设施的建设与改造；开设残疾学生阅览室、配备盲人读物、完成院校门户网站的无障碍信息改造
9. 规范性文件修订	修订《广州市无障碍设施建设管理规定》

（五）凝聚加快残疾人小康进程的合力

1. 大力发展残疾人慈善事业

支持以服务残疾人为宗旨的各类公益慈善组织发展，使各类社会团体的作用得以充分发挥，鼓励、支持和引导社会公众及助残社会组织帮扶困难残疾人、捐助残疾人事业。兴办医疗、康复、特殊教育、托养照料、社会工作等服务机构和设施。运用“互联网 + 公益”的理念，搭建公益慈善助残平台。规范公益助残行为，培育扶残助残公益慈善品牌项目。

2. 有效开展志愿助残服务

根据助残志愿者的实际情况和需求，整合服务资源，健全长效机制，加强助残志愿者教育培训、服务对接工作。充分发挥“志愿时”管理系统，推行团队帮扶、结对接力的服务模式，使残疾人服务需求与志愿助残服务资源有效对接。助残志愿服务联盟以精准助残为整体目标，以“帮扶精准化、服务专业化、管理精细化”为服务准则，依托康园工疗站、特殊教育学校，了解各类残疾人服务需求，开展精准化、差异化的助残帮扶工作。以标准化课程、专业化队伍、精细化管理，实现助残志愿服务的“跨界、多元、共赢”目标。发展助残指导员队伍，建立助残指导员培训机制。

3. 加快发展和规范残疾人服务业

加强残疾人服务业标准化体系建设，制定行业管理政策及行业标准。推进残疾人服务业向产业化方向发展，建立开发、设计、制造、销售的残疾人服务产业链。制定促进社会企业参与提供残疾人服务的政策，探索建立社会企业资质认定、社会责任评价及奖励资助机制。支持、引导各类助残服务机构和公共服务机构根据残疾人的需求，开设对应的服务项目。针对残疾人面临的意外伤害、康复护理、托养等问题，鼓励信托、保险公司开发符合残疾人家庭需求的金融产品。建立健全残疾人服务相关职业设置，完善专业技术人才和技能人员职业能力的培训、考试、认证、评价体系，建立残疾人服务专业人才库。落实《残疾人专用品免征进口税收暂行规定》和《慈善捐赠物资免征进口税收暂行办法》，对进口残疾人专用品免征进口关税和进口环节增值税等。

4. 加大政府购买助残服务力度

将残疾人基本公共服务作为政府购买服务的重点领域，以残疾人康复护理、托养照料、生活服务、扶贫解困、职业培训、就业创业服务、专业社会工作服务、家庭无障碍环境改造等为重点，推动实施统一规范的政府购买助残服务政策和标准，逐步完善政府购买助残服务指导性目录，扩大购买规模。强化事前、事中和事后监管，加强对政府购买助残服务的质量监控和绩效考评，实现政府购买服务促进专业服务组织发展、扩大服务供给、提高服务质量效益的综合效应。

5. 营造良好的扶残助残社会环境

充分利用各类残疾人节日、助残活动等，拓宽新媒体宣传渠道，打造残疾人服务微信公众号，大力弘扬人道主义思想和“平等、参与、共享、融合”的现代文明观念。加大残疾人服务公益宣传策划力度，制作残疾人事业公益宣传片。加强对残疾人励志典型人物以及社会各级扶残助残组织、个人的正面宣传。

四、保障条件

（一）切实加强党建工作和党风廉政建设

从严从实加强党的建设，坚持全面从严治党。以党建带群建，使党务工作与群众工作相结合，推进党群一体化。扎实践行“两学一做”学习教育，全面落实党风廉政建设主体责任和监督责任，打造风清气正的残联工作生态，营造和谐健康的工作环境。

（二）进一步完善政府责任机制

适应国家行政体制改革的趋势，明确各级政府各职能部门在残疾人事业发展中的定位，建立起以政府职能部门为主导的工作责任体系。各政府职能部门各司其职，共同推进残疾人事业良性运行与协调发展。

（三）大力推进残联体制机制改革

按照《中共中央关于加强和改进党的群团工作的意见》的要求，坚持“扩充社会能量，提高残联‘代表性’；面向社会基层，加强残联‘草根性’；融合科技力量，增强残联‘先进性’”的原则，建设“小机关，大残联”，依法依章程切实履行“代表、服务、管理”残疾人的职能。进一步加强各级残联组织社会化建设，完善残联主席团、理事会和各专业协会的社会化制度建设，吸引更多的社会各界人才进入残联工作体系。推动市残联直属事业单位及有关民办非企业单位参照法定机构管理体制改革，创新聘用制度、岗位管理制度和绩效考评制度。完善治理体系，创新发展残联与社会组织、企业的合作机制。

（四）建立与完善残疾人事业发展的资金保障机制

各级财政加大对残疾人事业的投入。鼓励社会各界以多种形式捐助残疾人事业，建立多元化的筹资机制。加大彩票公益金对残疾人事业发展的支持。完善残疾人就业保障金征收使用管理办法。

（五）加强基础设施和服务机构建设

统筹规划城乡残疾人服务设施建设。继续实施残疾人康复、教育和托养设施建设项目，扩大覆盖范围。完成市康复实验学校、市农村特殊教育学校建设，启动市残疾人托养中心（星安居）、市残疾人康复中心易地扩建、康纳学校迁建等重点服务设施建设。加强残疾人就业、盲人医疗按摩等设施建设和设备配置。加强残疾人服务机构能力建设，开展资质等级评估，建立可持续发展的管理运行机制。

（六）建立与完善残疾人事业发展的人才保障机制

制定相关优惠政策，提高残疾人事业专业人才的待遇。完善残疾人服务相关职业资格，完善残疾人服务专业技术人员和技能人员职业能力评价办法，推动理顺专业技术人员职称晋升和继续教育渠道，加强服务专业人才规范化培训，加快培养残疾人服务专业人才队伍。加强残疾人组织建设“强基育人工程”，建设专兼结合的残联干部队伍，加大对残联干部的培养、交流和使用力度，提升残联干部素质和能力。

（七）增强基层综合服务能力

统筹规划市、区、街道、社区、家庭残疾人服务设施网络建设，推广网格化服务，充分发挥网格员为残疾人服务的基础性作用，逐步实现残疾人服务网络化、便利化。大力提升基层残疾人服务机构的服务能力和水平，建立健全区级残疾人康复、托养、职业培训、辅助器具适配、文化体育等基本公共服务平台，辐射带动街道（镇）、居（村）残疾人工作全面开展。加强残疾人社会工作和残疾人家庭支持服务。支持社会工作服务机构、志愿服务组织等各类社会组织到城乡社区开展助残服务。

（八）建立残联系统国有资产管理制度

落实行政事业单位国有资产管理政策，对残联系统内国有资产规范管理、优化配置，提高盘活水平，探索建立与行政事业单位国有资产管理要求相匹配、与残疾人组织发展相适应的国有资产管理机制，建立产权清晰、配置科学、使用合理、处置规范的资产管理模式，更好地服务残疾人，提高国有资产使用效益。

（九）加强残疾人事业课题研究

依托广州残疾人事业研究中心，开展加快残疾人小康进程课题研究，探索建立残疾人全面小康的内涵、任务及指标体系。加强致残原因研究，开展预防残疾产品和服务资质认证课题研究，建立致残原因指标体系发布机制。开展残疾人康复服务标准体系课题研究，规范开展功能评估、需求报告、服务供给及绩效评估服务。开展残疾人劳动力素质课题研究，着力促进残疾人就业增收。开展残疾人服务需求目录课题研究，建立残疾人服务需求目录，引导市场提供残疾人所需的产品和服务。开展残疾人无障碍环境建设研究，深入推进无障碍环境建设。开展残联体制改革课题研究，进一步加强各级残联组织建设。

附表 7－6　保障条件和服务能力建设重点项目

1. 残疾人服务设施建设项目	推进残疾人综合服务孵化基地的建设，加速康复中心和康复实验学校迁址工作
2. 残疾人服务专业人才培养项目	加快建立残疾人康复、特殊教育、就业服务、托养服务、文化体育、维权和社会工作等方面的专业人才队伍，培养一批残疾人服务领域的领军人才、实用型专业人才和创新型团队
3. “互联网＋科技助残”行动	加强残疾预防和康复相关科研基地（平台）建设；开展基于大数据和互联网的残疾人服务平台及示范应用、新一代智能辅具装备与产品研发示范、主要致残原因机理及预防干预技术等研究
4. 志愿助残服务示范项目	实施志愿助残服务示范项目，支持助残志愿服务组织与残疾人、残疾人家庭和残疾人服务机构开展长期结对服务，推动志愿助残服务的项目化运作和制度化管理，提升专业化水平

（续上表）

5. 助残社会组织培育项目	采取政府购买服务、设立公益性岗位、提供管理和人员培训等方式，对符合条件的助残社会组织和专业服务组织给予扶持培育。对助残服务组织领袖进行“1＋3”系统化提升培训，即一个志愿组织建设全程跟踪指导的资源链，和业务发展“团队维系、项目管理、资源链接”三大领域提升
6. “康园中心”社区服务示范项目	依托社区综合服务设施，推广“康园中心”残疾人社区服务站，开展残疾人康复、照料、助学、辅助性就业、无障碍改造、文化体育、社会工作等服务

五、规划实施与监测评估

本规划是一项跨部门、跨行业、综合性的公共服务专项规划，实施好本规划是各级政府和全社会义不容辞的责任。各区要依据本规划制订残疾人事业“十三五”规划或配套实施方案，建立投入稳定增长的残疾人事业发展经费保障长效机制，确保规划规定的各项任务落到实处。

各级政府残疾人工作委员会及相关部门要对规划执行情况进行督查、监测和跟踪，及时发现和解决执行中的问题，在“十三五”中期和末期对规划实施情况进行考核、绩效考评，对先进典型予以表彰。

附件：1. 重点任务分工

2. “十三五”规划市本级残疾人服务设施基建项目表

附件 1

重点任务分工

序号	工作任务	负责单位
1	完善困难残疾人生活补贴和重度残疾人护理补贴制度	市民政局、市财政局、市残联
2	生活困难、靠家庭供养且无法单独立户的成年无业重度残疾人，经个人申请，可按照单人户纳入最低生活保障范围	市民政局、市财政局、市残联
3	确保贫困残疾人如期脱贫，做好巩固扶贫成果工作	市残联、市财政局、市民政局、市扶贫办
4	落实符合条件的残疾人参加基本社会保险资助政策，帮助残疾人按规定参加各项社会保险	市残联、市人社局、市卫计委、市财政局、市民政局
5	建立新生儿疾病筛查制度	市卫生计生委、市残联、市民政局、市财政局
6	完善和落实残疾儿童康复救助制度	市残联、市民政局、市财政局、市人社局、市教育局、市卫计委
7	制定实施针对残疾人特点的特定信息消费支持政策	市工信委、市财政局、市残联
8	加快推进残疾人康复、托养、教育等服务基地和设施建设	市发改委、市重点办、市财政局、市国规委、市民政局、市残联、各区政府
9	继续扶持和发展康园工疗机构，为智障、精神、重度肢残等残疾人提供辅助性就业服务	市残联、市财政局、市民政局、各区政府

(续上表)

序号	工作任务	负责单位
10	健全残疾预防的体制机制，以一级预防作为残疾预防重点，针对各种致残危险因素，采取各种措施，防止残疾的发生；继续采取措施加强二级和三级残疾预防工作，实施重点干预工程，控制残疾的发生和发展	市残联、市卫计委、市公安局、市人社局、市民政局、市财政局、市安监局等
11	继续实施残疾儿童抢救性康复、贫困残疾人辅助器具适配、防盲治盲、防聋治聋等重点康复项目。加强残疾人健康管理和社区康复	市残联、市财政局、市卫计委、市民政局
12	各级党政机关、事业单位、国有企业带头招录（聘）和安排残疾人就业	市人社局、市国资委、市财政局、市残联
13	研究建立残疾人按比例就业公示制度，建立完善残疾人按比例就业奖励制度和岗位补贴制度	市残联、市财政局、市人社局、市地税局、各区人民政府
14	落实税收优惠政策，稳定发展残疾人集中就业	市地税局、市财政局、市残联
15	扶持残疾人创业孵化示范基地。鼓励残疾人利用网络就业创业。扶持残疾人社区就业、居家就业	市残联、市人社局、市科技创新委、市商务委、市民政局
16	大力促进残疾人多种形式就业。发展残疾人支持性就业。扶持残疾人亲属就业创业，实现零就业残疾人家庭至少有一人就业	市残联、市人社局、市财政局
17	扶持辅助器具研发生产，推广个性化辅助器具适配服务，普及残疾人急需的辅助器具	市残联、市民政局、市科技创新委、市卫计委、市工信委、市财政局
18	继续实施残疾学生15年免费教育。大力推进标准化特殊教育学校建设，加强特殊教育师资队伍建设，落实教师特殊教育津贴和特殊教育补贴，提升特殊教育质量	市教育局、市人社局、市民政局、市发展改革委、市财政局、市残联

（续上表）

序号	工作任务	负责单位
19	继续完善公共交通工具无障碍设备和智能化建设。落实推广家居无障碍通用标准。大力推进互联网和移动互联网信息服务无障碍	市交通委员会、市残联、市住房城乡建设委、市工信委、市政务办
20	贯彻实施《国家手语和盲文规范化行动计划（2015—2020年）》，推广国家通用手语和通用盲文。扶持盲文读物、有声读物、残疾人题材图书和音像制品出版。为残疾人进入公共文化体育服务体系，提供支持性服务	市残联、市教育局、市文广新局、市体育局
21	加快发展残疾人服务业。研究制定残疾人服务机构管理办法和优惠扶持政策，开展资质等级评估。对残疾人服务企业在用地、金融、信贷、资金、人才、技术、管理等方面给予帮助。着力推动残疾人辅助器具、康复护理、托养照料、生活服务、无障碍产品服务等产业发展	市发改委、市财政局、市人社局、市社工委、市民政局、市国规委、市残联、人民银行广州分行、各区政府残工委
22	逐步完善政府购买助残服务指导性目录，扩大购买规模。强化事前、事中和事后监管	市残联、市财政局、市民政局
23	依托社区网格化服务平台，健全残疾人基本公共服务，完善基层残疾人基本公共服务网络	市残联、市民政局、市政务办、市人社局、市卫计委、市财政局
24	扶持发展特殊艺术。依托市场资源，培育残疾人文化艺术品牌	市文广新局、市委宣传部、市残联
25	大力弘扬人道主义思想、扶残助残的中华民族传统美德和残疾人“平等、参与、共享、融合”的现代文明理念，营造理解、尊重、关心、帮助残疾人的社会环境。为残疾儿童成长提供良好的家庭环境	市委宣传部、市文广新局、团市委、市妇联、市残联

注：负责单位中列第一位者为牵头单位，其余为主要参与单位。

附件 2

“十三五”规划市本级残疾人服务设施基建项目表

序号	项目名称	建设批文	投资额（万元）	用地面积（平方米）	建设规模（平方米）	建设内容	建设地点	完成目标
1	广州康复实验学校	穗发改〔2013〕116 号	15 832	243 015	20 500	教学用房、康复用房、学生宿舍、综合用房、教工值班用房、食堂、运动场	白云区钟落潭镇马洞村	竣工交付使用
2	广州市农村特殊教育学校	穗发改〔2013〕160 号	14 050	96 677	22 000	教学用房、康复用房、托养用房、综合用房、教工值班用房食堂、运动场	从化区温泉镇石坑村	竣工交付使用
3	广州市残疾人托养中心（星安居）	穗发改〔2016〕915 号	20 117	46 666	44 590	托养用房、生活教育就业训练用房、综合用房、员工值班用房、后勤辅助用房	增城区中新镇团结村	启动建设
4	广州市残疾人康复中心易地扩建	穗发改社〔2005〕98 号	8 508	32 412	30 000	门诊楼、住院楼、康复楼、残疾评测中心及后勤配套用房	白云区东平村东凤东路 8 号	启动建设

（续上表）

序号	项目名称	建设批文	投资额（万元）	用地面积（平方米）	建设规模（平方米）	建设内容	建设地点	完成目标
5	广州市康纳学校迁建	未立项	待定	41459	33 564	教学用房、康复用房、学生宿舍、综合用房、教工值班用房、食堂、运动场	白云区广园中路广州城市职业技术学院北校区	完成前期工作

附录八　国务院关于建立残疾儿童康复救助制度的意见

国发〔2018〕20 号

各省、自治区、直辖市人民政府，国务院各部委、各直属机构：

党和政府高度重视残疾儿童康复工作，制定了一系列法规政策措施，实施了一系列残疾儿童康复项目，残疾儿童康复状况得到显著改善。同时，也有一些残疾儿童因家庭经济困难，未能得到及时康复，还有一些残疾儿童家庭因残致贫、陷入困境，成为全面建成小康社会亟待解决的突出问题。做好残疾儿童康复救助工作，关系残疾儿童切身利益和健康成长，关系千家万户安居乐业和美满幸福，关系社会稳定和文明进步，关系健康中国建设和全面建成小康社会大局。

为全面贯彻落实党的十九大关于“发展残疾人事业，加强残疾康复服务”的重要部署，改善残疾儿童康复状况，促进残疾儿童全面发展，减轻残疾儿童家庭负担，完善社会保障体系，根据《残疾预防和残疾人康复条例》，国务院决定建立残疾儿童康复救助制度。

一、总体要求

（一）指导思想

以习近平新时代中国特色社会主义思想为指导，全面深入贯彻党的十九大和十九届二中、三中全会精神，认真落实党中央、国务院决策部署，统筹推进“五位一体”总体布局和协调推进“四个全面”战略布局，坚持以人民为中心的发展思想，牢固树立新发展理念，按照兜底线、织密网、建机制的要求，着力保障残疾儿童基本康复服务需求，努力实现残疾儿童“人人享有康复服务”，使残疾儿童家庭获得感、幸福感、安全感更加充实、更有保障、更可持续。

（二）基本原则

坚持制度衔接、应救尽救。加强与基本医疗、临时救助等社会保障制度的有效衔接，确保残疾儿童家庭求助有门、救助及时。

坚持尽力而为、量力而行。坚守底线、突出重点、完善制度、引导预期，着力满足残疾儿童基本康复服务需求。

坚持规范有序、公开公正。建立科学规范、便民高效的运行机制，主动接受群众和社会监督，做到公开透明、结果公正。

坚持政府主导、社会参与。更好发挥政府“保基本”作用，不断推进基本康复服务均等化；更好发挥社会力量作用，不断扩大康复服务供给，提高康复服务质量。

（三）总体目标

到 2020 年，建立与全面建成小康社会目标相适应的残疾儿童康复救助制度体系，形成党委领导、政府主导、残联牵头、部门配合、社会参与的残疾儿童康复救助工作格局，基本实现残疾儿童应救尽救。

到2025年，残疾儿童康复救助制度体系更加健全完善，残疾儿童康复服务供给能力显著增强，服务质量和保障水平明显提高，残疾儿童普遍享有基本康复服务，健康成长、全面发展权益得到有效保障。

二、制度内容

（一）救助对象

救助对象为符合条件的0～6岁视力、听力、言语、肢体、智力等残疾儿童和孤独症儿童，包括城乡最低生活保障家庭、建档立卡贫困户家庭的残疾儿童和儿童福利机构收留抚养的残疾儿童；残疾孤儿、纳入特困人员供养范围的残疾儿童；其他经济困难家庭的残疾儿童。其他经济困难家庭的具体认定办法，由县级以上地方人民政府制定。

有条件的地区，可扩大残疾儿童康复救助年龄范围，也可放宽对救助对象家庭经济条件的限制。

（二）救助内容和标准

县级以上地方人民政府根据本地实际确定残疾儿童康复救助基本服务项目和内容，包括以减轻功能障碍、改善功能状况、增强生活自理和社会参与能力为主要目的的手术、辅助器具配置和康复训练等。

县级以上地方人民政府依据本地财力状况、保障对象数量、残疾类别等，分类确定康复救助基本服务项目的经费保障标准，并建立动态调整机制。

（三）工作流程

申请。残疾儿童监护人向残疾儿童户籍所在地（居住证发放地）县级残联组织提出申请。监护人也可委托他人、社会组织、社会救助经办机构等代为申请。

审核。对于城乡最低生活保障家庭、建档立卡贫困户家庭的残疾儿童和儿童福利机构收留抚养的残疾儿童的救助申请，以及残疾孤儿、纳入特困人员供养范围的残疾儿童的救助申请，由县级残联组织与民政、扶贫部门进行相关信息比对后作出决定；其他经济困难家庭的残疾儿童的救助申请的审核程序，由县级以上地方人民政府规定。

救助。经审核符合条件的，由残疾儿童监护人自主选择定点康复机构接受康复服务。必要时，由地级以上地方残联组织和卫生健康等部门指定的医疗、康复机构做进一步诊断、康复需求评估。定点康复机构由县级以上地方残联组织会同卫生健康、教育、民政等部门按照公开择优原则选择确定。

结算。在定点康复机构接受康复服务发生的费用，经县级残联组织审核后，由同级财政部门与定点康复机构直接结算，结算周期由县级残联组织商同级财政部门确定。经县级残联组织审核同意在非定点康复机构接受康复服务发生的费用，由县级残联组织商同级财政部门明确结算办法。

（四）经费保障

县级以上地方人民政府应将残疾儿童康复救助资金纳入政府预算。中央财政对各地给予适当补助。

三、组织实施

（一）加强组织领导

残疾儿童康复救助工作实行地方人民政府负责制。地方各级人民政府要将残疾儿童康复救助工作列入重要议事日程，作为政府目标管理和绩效考核重要内容，对不作为、慢作为、乱作为的单位和个人加大行政问责力度，对违纪违法的严肃追究责任。残联组织和教育、民政、人力资源社会保障、卫生健康、市场监管等有关部门要履职尽责、协作配合，加强工作衔接和信息共享，深化“放管服”改革，努力实现“最多跑一次”“一站式结算”，切实提高便民服务水平。

（二）加强能力建设

县级以上人民政府根据本行政区域残疾人数量、分布状况、康复需求等情况，制订康复机构设置规划，创办公益性康复机构，将康复机构设置纳入基本公共服务体系规划，支持社会力量投资康复机构建设，鼓励多种形式创办康复机构。社会力量举办的康复机构和政府举办的康复机构在准入、执业、专业技术人员职称评定、非营利组织财税扶持和政府购买服务等方面执行相同的政策。加强康复人才教育培训培养，不断提高康复服务从业人员能力素质；切实加强残疾儿童康复救助工作经办能力，确保事有人做、责有人负；推动建设残疾儿童康复救助服务管理综合信息平台；充分发挥村（居）民委员会、基层医疗卫生机构、公益慈善组织和残疾人专职委员、社会工作者、志愿服务人员等社会力量作用，做好发现告知、协助申请、志愿服务等工作；健全多渠道筹资机制，鼓励、引导社会捐赠。

（三）加强综合监管

教育、民政、卫生健康、市场监管等有关部门要商残联组织完善残疾儿童康复机构管理相关政策，共同做好康复机构监督管理。残联组织要会同有关部门加强定点康复机构准入、退出等监管，建立定期检查、综合评估机制，指导定点康复机构规范内部管理、改善服务质量、加强风险防控，及时查处违法违规行为和安全责任事故，确保残疾儿童人身安全；探索建立科学合理的康复服务定价机制，加强价格监管；建立覆盖康复机构、从业人员和救助对象家庭的诚信评价和失信行为联合惩戒机制，建立黑名单制度，做好公共信用信息记录和归集，加强与全国信用信息共享平台、国家企业信用信息公示系统的信息交换共享；积极培育和发展康复服务行业协会，发挥行业自律作用。财政、审计等部门要加强对残疾儿童康复救助资金管理使用情况的监督检查，防止发生挤占、挪用、套取等违法违规现象。残疾儿童康复救助实施和资金筹集使用情况要定期向社会公开，接受社会监督。

（四）加强宣传动员

地方各级人民政府及有关部门要充分运用传统媒体、新媒体等多种手段大力开展残疾儿童康复救助制度政策解读和宣传，使社会各界广泛了解党和政府的爱民之心、惠民之举，帮助残疾儿童监护人准确知晓残疾儿童康复救助制度相关内容，了解基本申请程序和要求。积极引导全社会强化残疾预防和康复意识，关心、支持残疾儿童康复工作，营造良好社会环境。

残疾儿童康复救助制度自 2018 年 10 月 1 日起全面实施。各省级人民政府要在 2018 年 9 月底前制定出台本地残疾儿童康复救助制度和配套政策措施。中国残联要会同相关部门督促指导各地做好贯彻落实各项工作，及时研究解决工作中发现的问题，重大情况向国务院报告。国务院将适时组织专项督查。

国务院

2018 年 6 月 21 日

附录九　残疾人中医特色社区康复服务试点方案

一、项目背景

为贯彻落实党的“十九大”精神，加快残疾人小康进程，满足广大残疾人对美好生活需要的追求，亟待推进残疾人社区康复，以实现残疾人“人人享有康复服务”的目标。数据显示，广州市残疾人比率为5.26%，残疾总人口约为52万人。残疾人在身心、精神、职业、社交等方面的康复都有着强烈的需求，且是持续的，贯穿整个生命。

目前已有181个康复站，每个区都有康复资助定点机构，多以儿童康复为主，缺乏青中年、老年人的康复服务设计。社区康复力量不足，缺少专业人员，缺少专业培训及晋升机制，人员流失率高。医院和社区医院重在治疗，难以长期担此重任。残疾人家庭照顾压力大、难度大，缺乏科学指导和康复意识。因此，迫切需要培育和扶持社区康复站，以满足残疾人群日益多元化、多层次的康复需求。

中医简便验廉的特点，在残疾人康复和护理方面有着明显优势，且在人们心中有着深厚的文化认同感。因此，推行残疾人中医特色社区康复服务试点值得探索。

二、项目概述

由市或区残联提供一定的财政补贴、已有的康复设施设备，选取适宜的康复站作为试点基地，由小康家护驻点该试点社区康复站，提供设备、专业人员和服务，联合广东省中医院、广州市慈善医院等资源开展“残疾人中医特色社区康复服务试点”。

服务团队：康复师+医生+心理咨询师+社工/义工+中医理疗师+护士。

服务特色：中医特色健康检测和深度评估、手法疗法，专业的康复人才。

（一）服务对象

视力残疾、听力残疾、言语残疾、肢体残疾、智力残疾、精神残疾、多重残疾的人士。

（二）服务目标

实现残疾人“人人享有康复服务”的目标，减少残疾人往返医院次数、减少社会性住院、降低医疗费用；促进精神及心理健康；恢复残疾人的生活功能和发展能力，减轻家庭和社会负担，融入社区，维护社会和谐稳定。

（三）服务流程及内容

第一步，服务建档。由残联提供试点辖区内的残疾人名单，小康家护对名单对象进行探访，分类建立健康档案。

第二步，中医特色健康检测。进行中医体质辨识、中医经络检测、基础指标检查。对于肢体残疾、长期卧床者提供上门健康检测。

第三步，深度健康评估。综合征评估、跌倒风险评估、进食风险评估、认知障碍简易筛查、长期卧床压疮风险评估、居家安全评估、安全用药风险评估、营养评估、心理测试、运动能力评估、身体机能评估等。

第四步，制订个性化服务方案。根据中医特色健康检测和深度健康评估的结果，制订中医特色的精准康复服务方案，经广东省中医院、广州市慈善医院及小康家护组建的专家团队审核，确保方案安全、专业。

第五步，个性化服务方案执行。

1. 中医特色疗法

（1）针刺：体针、头皮针、腹针、梅花针、电针等。

（2）艾灸：艾盒灸、悬灸、温针灸、隔姜灸、隔盐灸等。

（3）拔罐：留罐法、闪罐法、走罐法、刺络拔罐法等。

（4）推拿：常规推拿、滚法推拿、正骨手法等。

（5）中药外治：中药熏药、中药穴位贴敷、中药药膏等。

（6）其他：药膳食疗指导、运动指导等。

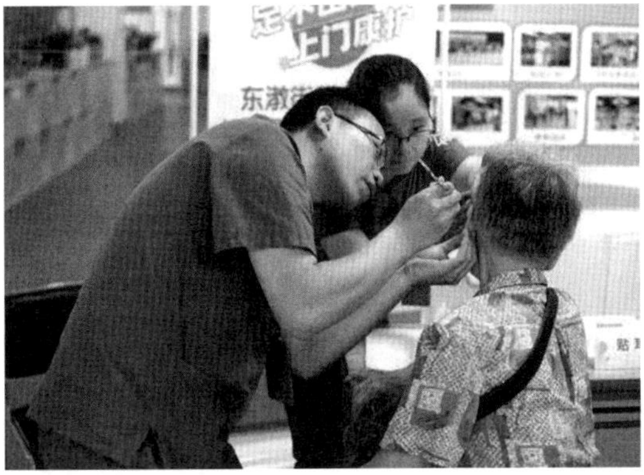

附图9－1　服务团队成员为居民进行耳穴贴敷

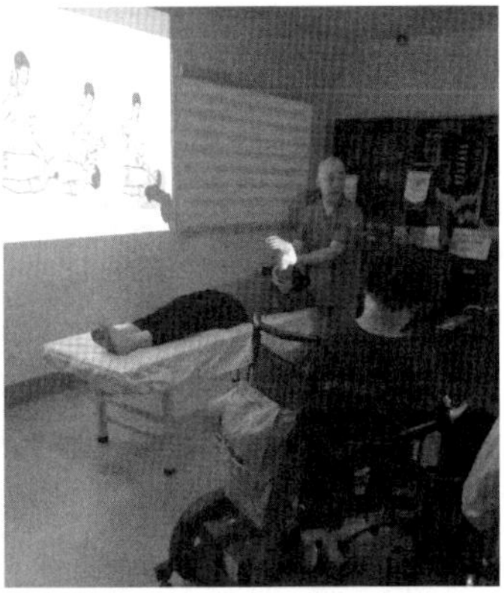

附图9－2　服务团队成员为居民进行康复指导

2. 康复训练

偏瘫、截肢、脑瘫等肢体综合康复训练；上肢或下肢功能训练；心肺功能康复；日常生活能力训练；吞咽康复训练；感统治疗；听力整合及语言训练；心理治疗；认知训练；职业功能训练；假肢及康复器械使用指导和训练等。

3. 物理治疗

借助于光、电、热等物理因子来提高人体健康，预防和治疗疾病，恢复、改善或重建躯体功能，如中、低频电疗法，红外线等光疗法，湿热敷热疗法等。

4. 生活护理

管道护理、伤口护理（压疮、糖尿病病足、术后伤口）、排泄障碍护理、进食障碍护理、排痰护理。

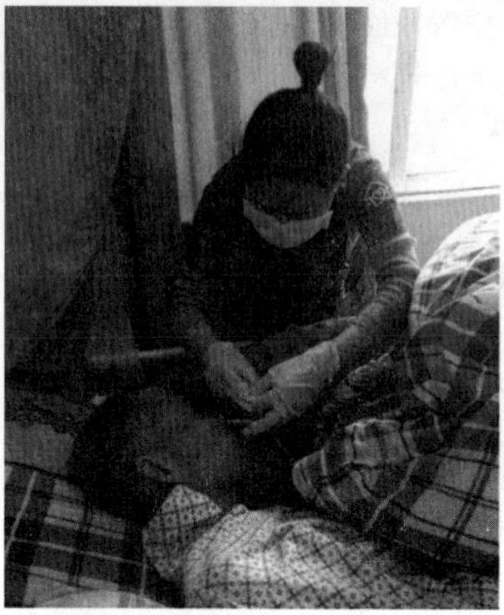
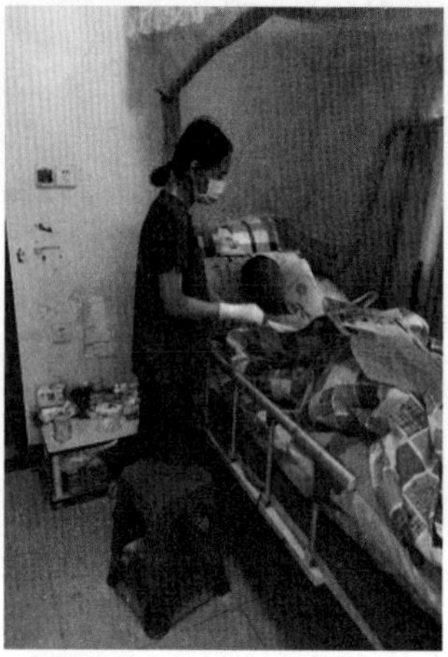

附图9－3　服务团队成员为患者进行居家护理

5. 护理咨询

为残疾人及照顾者提供各类护理咨询、安全风险评估及健康管理咨询。

6. 心理辅导

7. 辅助器具展示、指导及适配

8. 其他服务

（1）绿色就医：开通广州市慈善医院医养结合门诊预约就诊绿色通道。

（2）专科小组会诊：针对重症、重残、急症等复杂护理需求，组织慈善医院康复小组、中风小组等专家、护士长进行会诊。

（3）便捷服务：对有需要的服务对象，联合广东省养老服务协会资源，协助推荐护工、养老护理员等家政从业人才。

第六步，残疾人家庭支援及社区共融服务。

（1）健康讲座：开展中医养生、居家护理、家属照料技巧、残疾人康复器械使用锻炼、辅助器具展示及适配等不同主题的健康讲座，发放健康宣教资料。

（2）中医义诊：组织省中医、慈善医院中医专家、康复师等，深入社区开展义诊服务，进行中医适宜技术体验，如耳穴贴敷、拔罐、艾灸等。

（3）人员培训：对家属、残疾人服务人员（如社工、义工、护工、家政等）开展残疾人服务相关培训。

（4）心理与精神健康专题小组：开展精神障碍认知、抑郁症、焦虑症、社交训练、生活功能训练、居家康复训练、中风后康复训练、伤残适应、辅具适配及使用、交流训练等专题小组。

（四）服务场地及硬件设备（根据服务项目及场地要求确定）

（1）功能分区：咨询接待区、康复训练区、中医理疗区、心理咨询区。

（2）硬件设备（中医疗法设备）：艾灸盒、刮痧板、针灸、火罐（按摩床）等。

（3）理疗设备：TDP、中频、超短波、电针、牵引床、治疗床等。

（4）康复设备：PT 床及凳、平衡杠、平衡板、站立床、助行架、姿势镜、训练用台阶等、巴氏球、体操棒、滚筒、砂磨板等。

三、项目经验

小康家护团队已开设荔湾区茶滘街护理站、荔湾区东漖街、海珠区沙园街、天河区兴华街等中医特色医养结合服务试点（见附图 9－4）。

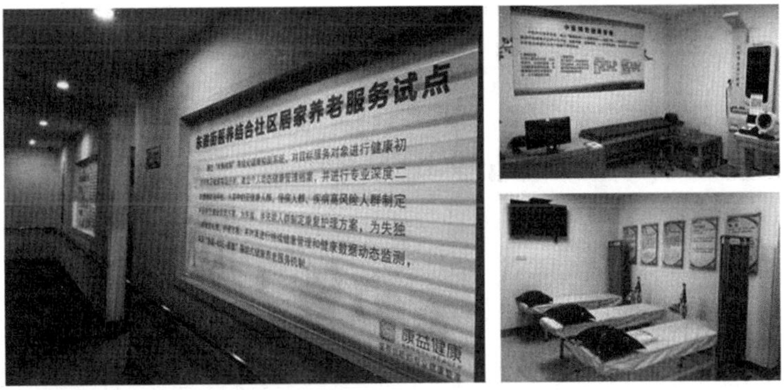

附图 9－4　中医特色医养结合服务试点

2017 年至今，小康家护已在市内 7 个行政区、17 条街道开展了 25 场康复护理讲座及义诊活动（见附图 9－5）。

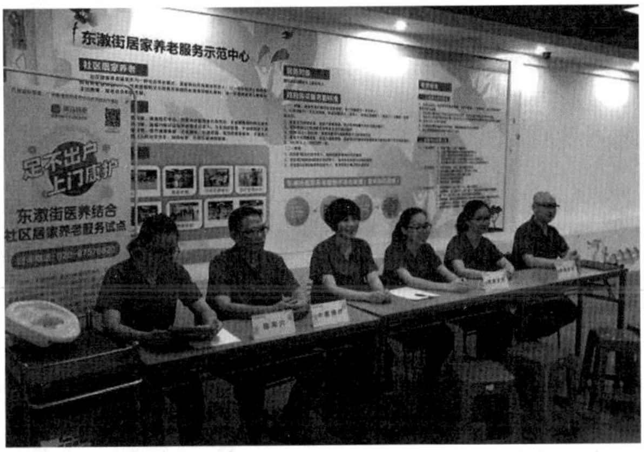

附图 9－5　康复护理讲座及义诊活动

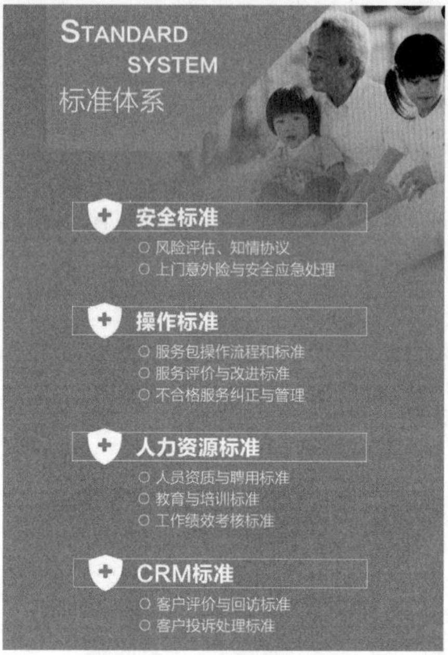

附图9－6　完整的服务及管理标准体系

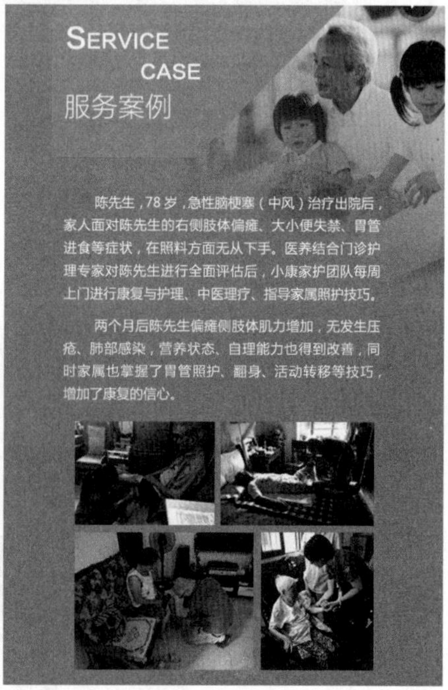

附图9－7　个人康复服务成效及剪影

四、进程安排

以天河区康复站为试点，第一年选择3～5个康复站进行试点，形成模式，成熟后在全区或全市康复站推广。试点进度安排如下：

(1) 项目筹备期（1个月）。场地装修，设施设备购置，人员招聘，服务项目细化，套餐制定等。

(2) 项目启动期（1个月）。宣传造势，运营团队服务进驻中医特色社区康复服务试点，启动礼。

(3) 项目运营期（8个月）。开展服务，宣传，整合和支援现有服务网络，经验套总结，服务反馈。

(4) 项目成熟期（2个月）。制定标准化服务运营手册，包含服务包和服务流程等内容，以康复站为试点，模式成熟，全市推广。

五、项目意义

将中医特色融入康复服务，精准输送，让残疾人就近就便，享受专业的、多元的、全人关顾的服务，实现“人人享有康复服务”的目标。通过对照顾者及工作人员的专业培训，提高残疾人康复服务的质量及专业化水平。探索中医特色的社区康复服务模式，形成社区康复服务联网，为残疾人提供无缝隙康复护理服务。快速复制和布局，以点带面，加快残疾人小康进程，满足广大残疾人对美好生活需要的追求，打造残联品牌项目。

参考文献

［1］郭悠悠，刘林．残疾人社区康复的历史与现状［J］．中国农业大学学报（社会科学版），2011（1）．

［2］WHO，UNESCO，ILO，IDDC. Community based rehabilitation CBR Guidelines［M］．World Health Organization Press，2010.

［3］刘林，郭悠悠．残疾人社区康复的认知与实践［J］．中国康复理论与实践，2011（7）．

［4］世界卫生组织．国际功能、残疾和健康分类（ICF）［M］．邱卓英，译．日内瓦：世界卫生组织，2013.

［5］王亚玲．ICF 的历史及发展研究［J］．中国康复理论与实践，2003（1）．

［6］Gerold Stucki，Aarcos Cieza，John Melvin，祝捷，等．《国际功能、残疾和健康分类》：对康复策略进行统一概念描述的模式［J］．中国康复理论与实践，2008（12）．

［7］何侃，胡仲明．ICF 理念下我国残疾人服务体系建设的趋向分析［J］．残疾人研究，2011（4）．

［8］赵悌尊，冯彦侠．社区康复中的转介服务［J］．中国康复，2000（2）．

［9］黄东锋，陈曦，林爱华，等．广东省城乡残疾人社会参与状况的比较［J］．中国康复医学杂志，2008（10）．

［10］张鸣生，郭伟，赖书扬，等．惠州农村社区康复模式［J］．中国康复医学杂志，2005，20（12）．

［11］惠州市残疾人联合会．惠州市残联 2016 年残疾人事业统计公报［R］．惠州：惠州市残疾人联合会，2017.

［12］王鹏杰．国内外残疾人社区康复模式研究述评［J］．社会福利（理论版），2015（9）．

［13］惠州市人民政府．惠州市职能部门服务清单（2016 年版）［R］．

惠州：惠州市人民政府，2016.

［14］惠州市残疾人联合会．惠州市残疾人事业发展“十三五”规划纲要（草案）［R］．2017.

［15］黎颖强，张翔，何义林．国际社区康复理念实践探索：以深圳市龙岗区为例［J］．残疾人研究，2014（1）．

［16］庄志平，赖国周，刘世文，等．深圳市龙岗区残疾人的功能现状与包容性发展研究［J］．中国康复理论与实践，2014，20（9）．

［17］王桂芳，黄日添，刘世文．深圳市龙岗区社区重度残疾康复服务模式探讨［J］．中国康复医学杂志，2013，28（4）．

［18］毛振中，章兴伟．深圳市残疾人评估转介服务体系建设现况研究［C］//第八届北京国际康复论坛论文集：下册．中国康复研究中心，2013.

［19］陈亚林．深圳市精神病患者社区康复服务的研究［D］．昆明：云南大学，2011.

［20］深圳市残疾人联合会．深圳市残疾人社区康复“十二五”事实方案［R］．深圳：深圳市残疾人联合会，2012.

［21］黎颖强，张翔，毛振中，等．深圳市残疾人融合康复研究［J］．中国康复理论与实践，2014，20（9）．

［22］龙岗区残疾人联合会．龙岗区残联 2016 年工作总结［R］．深圳：龙岗区残疾人联合会，2017.

［23］深圳市残疾人联合会．深圳市加快残疾人小康进程“十三五”规划［R］．深圳：深圳市残疾人联合会，2016.

后　记

本书作为广州市残疾人联合会委托课题的最终研究成果，得到了广州市残疾人联合会康复处、广州市残疾人康复中心、广州市各区残联、广州医科大学、广东省医务社会工作研究会、广州医科大学附属第五医院，以及有关残疾人康复站、工疗站、精神综合服务中心和社会服务机构等单位的大力支持。在历时两个多月的实地调研过程中，广州市残疾人联合会张扬副理事长、康复处佘文全处长、刘建荣副处长，广州市残疾人康复中心何小英副主任、李文立科长、李红华主任，广州医科大学卫生管理学院刘俊荣院长，广州医科大学附属第五医院杨宁副院长等多次参加课题研究的讨论或为课题调研提供相应帮助。在此，课题组深表感谢！同时，课题组也实地考察了深圳市残联、深圳市龙岗区残联，并参观了相应的残疾人康复机构，感谢以上单位领导对课题组的支持。

该项课题从2017年10月立项，到2018年3月结项，历时近半年。在这个过程中，课题组需要实地调研全市各区残联、康复站、工疗站、精神综合服务中心、社会服务机构等，同时收集相应资料，归纳广州市残疾人社区康复服务的现状与问题，并提出相应的建议，该项工作较为艰巨，再加上课题组成员研究能力有限，本书难免存在不足和纰漏，敬请各位读者批评指正。

此外，本书参考了国内外相关文献，书中未能一一列出，在此对给予我们启迪和借鉴的所有作者表示真诚的感谢。同时，课题组对暨南大学出版社诸位编校人员认真细致的辛勤付出致以诚挚的谢意！

广州市残疾人社区康复服务研究课题组
2018年7月18日